不留遗憾
协和专家
教你轻松备孕怀孕

马良坤 编著

中国轻工业出版社

图书在版编目（CIP）数据

不留遗憾协和专家教你轻松备孕怀孕 / 马良坤编著. —北京：中国轻工业出版社，2018.8

ISBN 978-7-5184-1925-8

Ⅰ.①不… Ⅱ.①马… Ⅲ.①妊娠期－妇幼保健－基本知识 Ⅳ.①R715.3

中国版本图书馆CIP数据核字（2018）第064459号

责任编辑：侯满茹

策划编辑：翟　燕　侯满茹　　责任终审：劳国强　　封面设计：奇文云海

版式设计：悦然文化　　　　　　责任校对：晋　洁　　责任监印：张京华

出版发行：中国轻工业出版社（北京东长安街6号，邮编：100740）

印　　刷：北京瑞禾彩色印刷有限公司

经　　销：各地新华书店

版　　次：2018年8月第1版第1次印刷

开　　本：720×1000　1/16　印张：15

字　　数：280千字

书　　号：ISBN 978-7-5184-1925-8　定价：49.80元

邮购电话：010-65241695

发行电话：010-85119835　传真：85113293

网　　址：http://www.chlip.com.cn

Email：club@chlip.com.cn

如发现图书残缺请与我社邮购联系调换

170164S3X101ZBW

前言

我在协和妇产科做了多年临床医生，有幸参与了很多次新生命的诞生过程，感受过很多人初次为人父母的欣喜，也感受过迟迟不能怀孕的焦虑。毫不夸张，现在生孩子这件事儿是准爸妈的头等大事，怕准备太多，又怕做得不够，连心大果断的人都变得畏首畏尾了，总是想"我们怎么能做到百分百不留遗憾呢"？其实并不难，那就是"不打无准备之战"。

孩子未来的生命质量是取决于父母。"多哈理论（DOHaD，developmental origins of health and disease）"认为，从胚胎期开始的生命早期（至孩子2岁）状态决定了孩子一生的健康，这跟我们传统养生中常说的"先天足""先天不足"一个道理。不管是备孕还是怀孕，都是为了养好孩子的"先天"，从胎儿期开始构建孩子健康的体质，给孩子强健的体魄，为其健康打好基础。

孕产需要用科学的手段干预，"没什么大不了"的侥幸心理、"以前的人都是这么过"的观念，会让一些本来可以避免的遗憾或者早点干预就能避免留下遗憾的疾病变成不可挽回的悲剧。因此，孕妈妈以及家人需要掌握孕产知识、科学认识和对待备孕、怀孕。

作为一名医务工作者，也是作为一名产科大夫，我希望能尽自己的能力传播孕产知识，让备孕的夫妻、孕妈妈以及家人学会建立健康的生活模式，该做的体检做了，其他交给医生，就不会留有遗憾了。

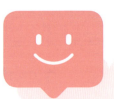

编辑手记

我是此书的编辑,也是一位3岁女孩的妈妈。有一点遗憾的就是,我是在经历了怀胎十月、初当妈妈的慌乱之后才看到这本书稿的。书中这些很实用的知识对我来说已经"过时"了,真是很遗憾。不过没关系,希望更多准备怀孕的夫妻及正在怀孕的准爸妈们可以看到这本书,不要像我一样留下这样那样的遗憾!

看过书稿我才知道备孕不管对妈妈还是对宝宝都至关重要,甚至会影响到整个家庭。怀孕这一特殊期间的重要性,就更别说了,我怀孕的时候甚至都不知道"生命初期1000天"这样重要的理论。希望广大读者不要像我一样留下遗憾,为备孕、怀孕好好做准备,给自己美好的回忆,给宝宝健康的身体。

为什么要以"不留遗憾"这个主题来策划这套图书,因为如我一样有很多"过来人"在怀孕期间及刚刚当父母之时没有注意一些科学、实用的孕产育儿知识,留下些许的遗憾,当了妈妈之后,我对孕妇以及初为人母的心情特别能感同身受,特别想把自己的经验教训分享给"后来人",于是,就有了我们这套"孕产育儿不留遗憾"系列图书,真心希望能让准爸妈及新手爸妈们少留遗憾。

在策划这套书的过程中,我们通过多种方式收集了大量"过来人"在怀孕、育儿方面留下的各种遗憾,还搜索了众多准爸妈和新手爸妈们想要了解的问题。针对这些调查,我们做了层层筛选,选择的这些遗憾和关注点都是准爸妈和新手爸妈最关心的。我们联系了知名的妇产科专家、营养专家、儿科专家对这些大家非常关注的点进行了系统回答、整理。希望给读者朋友带来详细、靠谱又实用性很强的内容,同时我自己也是一名妈妈,对准妈妈或新妈妈的很多问题都非常有共鸣,在编辑的时候格外用心、用情,特别不想让你们再留遗憾了!

最后衷心祝愿小宝贝们都能健康成长!

侯满茹

目录 CONTENTS

准备好，"幸孕"降临不留遗憾

不该留下遗憾的事儿 12
怀上最棒一胎，备孕夫妇一定要做好四项准备 14
身体准备 14
体能准备 15
心理准备 15
环境准备 16
对照看一看，确保优生的产检一个不落 17

备孕篇

Part 1 准备充分，怀得更踏实

了解自己的身体，备孕更安心 20
不该留下遗憾的事儿 20
了解卵子 21
了解精子 21
各司其职的生殖器官 22
受孕的必备条件 23
孕前检查给宝宝健康上个保险 25
不该留下遗憾的事儿 25
备孕女性常规检查 26
备孕女性特殊项目检查 27
备育男性常规检查 28
TORCH 检查很重要 29
口腔检查 30
孕前咨询降低生育风险 31
不该留下遗憾的事儿 31
一定要进行遗传咨询的夫妻 32
哪些人生孩子要选择性别 34

"熊猫血"女性要做的准备 36
怀孕要选择"良辰吉日" 38
不该留下遗憾的事儿 38
生育的最佳年龄 39
怀孕的最佳季节 39
算准排卵日，让老公时刻准备着 40
最佳"受孕姿势"，提高命中率 43
备孕期间调整性生活频率 43
备孕做足营养准备，孕期不留遗憾 44
不该留下遗憾的事儿 44
科学管理体重，增加受孕概率 46
孕前3个月就补叶酸 49
消除贫血很重要 52
备孕男性摄入富含番茄红素的食材 54
备育男性摄入天然维生素E 54
备育男性应该远离的杀精食物 55

特殊人群备孕指导，不留遗憾安心做妈妈	56	宫外孕手术后半年内避孕并常复查	63
		不可忽视的心理备孕	64
不该留下遗憾的事儿	56	不该留下遗憾的事儿	64
高血压患者控制好血压再怀孕	57	高龄女性做好孕前准备，照样可以顺利怀孕	65
血糖控制良好3个月后再怀孕	57		
高脂血症患者孕前要详细检查，在医生指导下怀孕	58	备育男性的心理准备必不可少	66
		放松心态，"种宝宝"水到渠成	67
过敏体质女性备孕要避免接触过敏原，慎用抗过敏药	58	总也怀不上，应该怎么办	68
		不该留下遗憾的事儿	68
乙肝患者备孕做好防护也能生健康宝宝	59	排查不孕情况	69
甲状腺功能异常，治疗达标后再怀孕	60	可以选择人工受孕的情况	71
流产后查明原因再备孕	61	来自天南海北的备孕问题大汇集	72

怀孕篇

孕1月
看着不像孕妇，但真的"升级"了

胎宝宝成长记录	74	构建生命初期1000天的起始营养	86
孕妈妈身体状态	74	不该留下遗憾的事儿	86
胎宝宝所需的重点营养	75	保证优质蛋白质，特别是必需氨基酸的供应	87
孕妈妈所需的重点营养	75		
可能需要的补充剂	75	有神经管畸形妊娠史的孕妈妈要增加叶酸量	87
哪些征兆预示可能怀孕了	76		
不该留下遗憾的事儿	76	每天增加110微克碘的摄入量	87
身体发出的怀孕信号	77	不用特别补，保持营养均衡就好	88
早孕试纸验证准确性更高	78	孕1月优选食物	90
HCG检测最准确	80	需要特别关注的孕期保健重点	92
计算好预产期，知晓宝宝安全出生的时间范围	82	不该留下遗憾的事儿	92
		安全用药，远离致畸因素	93
不该留下遗憾的事儿	82	科学孕动，养出棒宝宝	94
怎么推算预产期	83	来自天南海北的孕期问题大汇集	95
嫌麻烦不想算，就看预产期日历	84		

孕2月 早孕反应,孕妈妈的"专享待遇"

胎宝宝成长记录	98
孕妈妈身体状态	98
胎宝宝所需的重点营养	99
孕妈妈所需的重点营养	99
可能需要的补充剂	99
呕吐严重,让胎宝宝吸收营养怎么吃	100
不该留下遗憾的事儿	100
补充碳水化合物,避免酮症酸中毒	101
吃点固体食物能减少呕吐	101
增加B族维生素减轻早孕反应	102
吃不了鱼、肉,可以用大豆及其制品代替	102
孕2月优选食物	103
这个月不能错过的孕期检查	105
不该留下遗憾的事儿	105
5~8周孕检:B超检查确定胎囊位置	106
需要特别关注的孕期保健重点	108
不该留下遗憾的事儿	108
什么是先兆流产	109
警惕胎停育	110
科学孕动,养出棒宝宝	111
来自天南海北的孕期问题大汇集	112

孕3月 即将告别早孕反应,做足营养准备

胎宝宝成长记录	114
孕妈妈身体状态	114
胎宝宝所需的重点营养	115
孕妈妈所需的重点营养	115
可能需要的补充剂	115
做足营养准备,孕期不留遗憾	116
不该留下遗憾的事儿	116
远离容易导致胎儿畸形的食物	118
避免食物过敏	119
好烹调帮助营养摄入	119
孕3月优选食物	120
这个月不能错过的孕期检查	122
不该留下遗憾的事儿	122
脱畸检查TORCH全套不可少,避免出现出生缺陷	123
乙肝筛查,减少宫内感染的概率	126
需要特别关注的孕期保健重点	128
不该留下遗憾的事儿	128
孕8~12周尽早建档	129
乙肝妈妈如何避免传染给孩子	130
科学孕动,养出棒宝宝	131
来自天南海北的孕期问题大汇集	132

孕4月 孕妈妈科学进补，合理增重

胎宝宝成长记录	134
孕妈妈身体状态	134
胎宝宝所需的重点营养	135
孕妈妈所需的重点营养	135
可能需要的补充剂	135
孕中期要监测体重，科学管理	136
不该留下遗憾的事儿	136
孕妈妈合理增重胎儿更健康	137
参考体重指数孕期科学增重	138
步行六步法，边走路边运动	138
孕中期是纠正、补充、调整营养的最佳时期	139
不该留下遗憾的事儿	139
孕中期每天增加300千卡热量，蛋白质增至70克	140
胎儿甲状腺发育期，应适量吃海产品补碘	140
胎儿大脑发育加速期，增加摄入DHA和卵磷脂	140
孕4月优选食物	141
这个月不能错过的孕期检查	143
不该留下遗憾的事儿	143
11~14周孕检：做NT进行早期排畸检查，准确率很高	144
凝血检查，预测出血风险	145
需要特别关注的孕期保健重点	146
不该留下遗憾的事儿	146
将孕期腹泻扼杀在摇篮中	147
科学孕动，养出棒宝宝	147
来自天南海北的孕期问题大汇集	148

孕5月 胎动更明显，听听宝宝美妙的心跳声

胎宝宝成长记录	150
孕妈妈身体状态	150
胎宝宝所需的重点营养	151
孕妈妈所需的重点营养	151
可能需要的补充剂	151
控制总热量不超标，全面补充营养	152
不该留下遗憾的事儿	152
补充脂肪最佳时期，为分娩和产后哺乳做能量储备	153
保证B族维生素，促进热量代谢和蛋白质合成	153

注意钙与磷摄入比，促进胎儿骨骼发育 154
增加锌的摄入，避免胎儿发育不良 154
增加维生素A或胡萝卜素的摄入，
　促进胎儿视力发育 154
孕5月优选食物 155
这个月不能错过的孕期检查 157
不该留下遗憾的事儿 157
一定要做唐氏筛查 158
唐筛如出现高危，需要做羊水穿刺 160
可以选择做无创DNA，但不能代替
　羊水穿刺 160

需要特别关注的孕期保健重点 161
不该留下遗憾的事儿 161
孕20周以后应密切监测血压变化 162
不必苛求整夜都保持左侧卧位 162
科学孕动，养出棒宝宝 163
来自天南海北的孕期问题大汇集 164

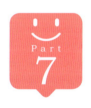

Part 7　孕6月
越来越显怀，大大的肚子像个球

胎宝宝成长记录 166
孕妈妈身体状态 166
胎宝宝所需的重点营养 167
孕妈妈所需的重点营养 167
可能需要的补充剂 167
孕妈妈血容量增加，避免贫血这样吃 168
不该留下遗憾的事儿 168
铁的需要量应达到每日24毫克 169
补铁首选动物性食物，因为吸收率高 169
食物补铁不够需要服用铁剂 169
控制热量补充重点营养，不做"糖妈妈" 170
不该留下遗憾的事儿 170
少食多餐、粗细粮搭配，平稳血糖 171

首选低GI水果食用 171
增加维生素A的摄入，促进胎儿
　视力发育 172
补充牛磺酸，促进胎儿大脑和
　视网膜发育 172
孕6月优选食物 173
这个月不能错过的孕期检查 175
不该留下遗憾的事儿 175
B超检查大排畸 176
需要特别关注的孕期保健重点 178
不该留下遗憾的事儿 178
前期发现羊水多或血清甲胎蛋白高
　的孕妈妈需关注羊水量 179
科学孕动，养出棒宝宝 179
来自天南海北的孕期问题大汇集 180

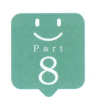

孕7月 预防早产，平安度过围产期

胎宝宝成长记录	182
孕妈妈身体状态	182
胎宝宝所需的重点营养	183
孕妈妈所需的重点营养	183
可能需要的补充剂	183
补充营养防早产，养肠道防便秘	184
不该留下遗憾的事儿	184
每天一杯酸奶，调理肠道	185
多吃富含铜的食物，预防早产	185
胎儿大脑发育加快，每天应吃一掌心的坚果	185
孕7月优选食物	186
这个月不能错过的孕期检查	188
不该留下遗憾的事儿	188
妊娠糖尿病筛查	189
需要特别关注的孕期保健重点	191
不该留下遗憾的事儿	191
妊娠糖尿病孕妈妈要严格控制血糖	192
科学孕动，养出棒宝宝	193
来自天南海北的孕期问题大汇集	194

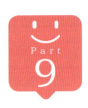

孕8月 孕晚期，胎位不正要早纠正

胎宝宝成长记录	196
孕妈妈身体状态	196
胎宝宝所需的重点营养	197
孕妈妈所需的重点营养	197
可能需要的补充剂	197
胎宝宝出生前的营养储备	198
不该留下遗憾的事儿	198
孕晚期每天蛋白质摄入量要增加至85克	199
增加不饱和脂肪酸，特别是DHA的摄入	199
储存充足的维生素B_1	199
孕8月优选食物	200
这个月不能错过的孕期检查	202
不该留下遗憾的事儿	202
妊娠期高血压疾病筛查	203
Elecsys® sFlt-1/PlGF双联定量检测可准确预测先兆子痫	203
需要特别关注的孕期保健重点	205
不该留下遗憾的事儿	205
胎位直接关系分娩方式	206
科学孕动，养出棒宝宝	207
来自天南海北的孕期问题大汇集	208

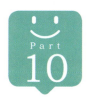

孕9月 准备待产包，做好分娩准备

胎宝宝成长记录 210	孕9月优选食物 215
孕妈妈身体状态 210	这个月不能错过的孕期检查 217
胎宝宝所需的重点营养 211	不该留下遗憾的事儿 217
孕妈妈所需的重点营养 211	B超检查评估胎儿体重 218
可能需要的补充剂 211	阴道拭子检查看阴道是否有细菌感染 219
孕晚期饮食要注意减轻胃部不适 212	心电图判断心脏能否承受分娩压力 220
不该留下遗憾的事儿 212	需要特别关注的孕期保健重点 221
孕晚期饭量减小，选营养密度高的食物 213	不该留下遗憾的事儿 221
选容易消化的食物，烹调要清淡少盐 214	留心脐带绕颈 222
锌、碘、膳食纤维要适量补 214	科学孕动，养出棒宝宝 223
肉类选择脂肪含量低的部位以免热量过多 214	来自天南海北的孕期问题大汇集 224

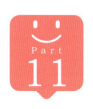

孕10月 有条不紊，等待宝宝的诞生

胎宝宝成长记录 226	临产前的饮食 230
孕妈妈身体状态 226	孕10月优选食物 232
胎宝宝所需的重点营养 227	这个月不能错过的孕期检查 234
孕妈妈所需的重点营养 227	不该留下遗憾的事儿 234
可能需要的补充剂 227	骨盆测量是决定分娩方式的重要指标 235
促进顺利分娩这样吃 228	B超检查羊水情况 236
不该留下遗憾的事儿 228	需要特别关注的孕期保健重点 237
补充富含维生素K的食物，有助于减少生产时出血 229	不该留下遗憾的事儿 237
补充维生素C降低分娩危险 229	了解临产征兆，从容应对 238
增加维生素B_{12}和叶酸，预防新生儿贫血 229	科学孕动，养出棒宝宝 239
	来自天南海北的孕期问题大汇集 240

准备好,"幸孕"降临不留遗憾

不该留下遗憾的事儿

 完全没备孕稀里糊涂就怀了
好遗憾呀

宝妈: 和老公达成共识,要生宝宝的时候就抱着有了就生的心态,并没有特意准备。虽然不到一年就怀上了,但是后来和怀孕的姐妹一聊才发现:人家从饮食到生活习惯都有精心准备,说这样精子和卵子的质量才高,生出来的宝宝更优秀。当时感觉自己太"随便"了,有点对不起宝宝。

 充分备孕可以帮助减少孕期遗憾
不留遗憾

马大夫: 按照优生优育的生育原则,想要宝宝的夫妻最好在受孕的前6个月就开始有所准备,力求让最健康、最有活力的精子和卵子在天时地利人和时结合,让孕育的宝宝充分体现父母两人在容貌、智慧、个性、健康等方面的优良基因。

不知道营养素到底怎么补

好遗憾呀

宝妈：我怀孕的时候也没搞清楚自己到底缺什么，不缺什么，自以为是地只买了复合维生素，感觉维生素A、叶酸、维生素C等都有补，也挺全面的，现在想想这样一股脑补的补法也挺危险的。

 在专业指导下补充营养

不留遗憾

马大夫：孕妈妈饮食不均衡，或存在孕期并发症，是需要给予膳食补充剂的，但一定要在专业指导下补充。如果不确定自己的身体是否缺乏营养素，或者没有明确的相关营养素缺乏表现，这个时候要去咨询营养师做相关的饮食评估，听取专业意见，不建议擅自补充。

 怀着的时候特别爱吃凉的

好遗憾呀

宝妈：可能是因为怀孕体温升高，总自己偷着吃冰激凌，还总喝凉白开，不让我吃凉的就难受、不开心，现在想想万一宝宝因为我偷吃凉的出了问题，真是追悔莫及。

 不要短时间内大量吃冷饮

不留遗憾

马大夫：在临床工作中发现，有类似经历的孕妈妈还是挺多的。贪食冷饮首先会刺激胃肠，引起腹泻等不适，还可能导致抵抗力和免疫力降低。当然，可以偶尔吃一点，解解馋，开心一下，但一定不要贪食。

 怀孕的时候不爱动没能顺产

好遗憾呀

宝妈：我基本上能坐着就不站着。怀孕的时候产检医生也跟我说适当活动对顺产有帮助，但是我没听，每次都是被老公强迫去散个步，他不在家我又懒得动了。生宝宝的时候各种使不上力，没办法，最后只能剖宫产。

 适当运动有助于孕妈妈和胎宝宝健康

不留遗憾

马大夫：现代研究发现，女性怀孕期间适量运动，有助于改善孕期各种不适症状，促进胎宝宝的身心健康发育，帮助孕妈妈顺利分娩。当然，顺产也好，剖宫产也好，只要妈妈和宝宝都健康平安，就是最好的。

怀上最棒一胎，
备孕夫妇一定要做好四项准备

身体准备

身体结实、营养充足的父母，提供高质量的精子和卵子的概率更大，让孕育过程更顺利。同时准妈妈也能给宝宝提供最佳的孕育环境，更有利于生出体质好的宝宝。因此，夫妻双方最好在孕前半年开始调理身体，提升健康状况。

备孕女性要做好这些调理

管理体重，根据体重指数（BMI），即体重（kg）/身高的平方（m^2）来评估体重，太胖或者太瘦都会妨碍怀孕	平衡膳食满足身体所需的能量及全部营养素，从谷薯、蔬菜、水果、肉、蛋、奶、大豆及坚果中选择，平均每天至少摄入12种食物，每周至少25种，有助于养护子宫和卵巢，提高受孕概率	调理肠胃，让身体的消化系统保持高效工作，使摄入食物得到充分消化吸收，以便保证孕期营养供给充足，不影响胎儿的正常发育	如果备孕女性有营养不良的情况，一定要调理好，各种指标达到或接近正常值时才可怀孕，避免孕期营养不良加重，及孕妈妈发生妊娠期并发症以及胎儿宫内生长受限可能

备育男性要做好这些调理

根据体重指数（BMI）管理体重，太胖或者太瘦会影响精子质量，影响生育能力	少吃"杀精"的食物，如芥菜、动物内脏、肉制品和脂肪含量高的乳制品、烧烤、油炸食物。避免饮酒、吸烟	适量补维生素A、B族维生素、维生素E、蛋白质、锌，这些营养素有助于提高精子质量和活力	适当食用一些"壮阳"的食物，如牛肉、牡蛎、鹌鹑、鳙鱼、甲鱼、羊肾、韭菜、枸杞子、香蕉、桑葚等，可以提高精子质量，增加精子数量

体能准备

备孕女性可以提前半年甚至一年为怀孕做体能准备,通过做中等强度运动改善心肺功能,适度增加肌肉力量,特别是增强腹部核心肌群、下肢肌肉力量,有助于提高受孕概率,减少孕期出现危险情况,分娩时有利于自然分娩,同时还有利于产后恢复身材。

保持每周150分钟以上的中强度运动,跑步、游泳、爬楼梯、跳操、跳舞等有氧运动都是很好地运动方式,坚持3个月,体能会有很大提高。

心理准备

良好的心理状态有利于促进身体对摄入营养的消化吸收,增强免疫力,也有利于备孕夫妻的身体素质达到最佳状态。

备孕女性要注意改善急躁、易怒、敏感、悲观、吹毛求疵、怨天尤人、患得患失等心理,让自己保持平和、乐观向上的饱满情绪。同时,需要了解科学的备孕、孕产和育儿知识,心中有谱儿更利于稳定情绪。

备孕男性也要积极配合妻子的备孕步调,生活习惯方面尽量做到戒烟、戒酒,不要觉得只要女性不抽烟、不喝酒就没事儿,因为烟酒在一定程度上可能会影响精子的质量,也要跟妻子一起做孕前检查。同时,备孕男性更需要做好心理准备,怀孕生子是两个人的事儿,应该互相支持、共同努力,不应该一两个月"造人"不成功就埋怨妻子。如果是备孕二孩,需提前做好大宝的心理疏导。

另外,不要在夫妻感情不和的时候备孕,企图通过生一个孩子来弥补感情。

环境准备

宝宝的到来不仅需要健康身体来提供内部环境，也需要一个安全稳定的外部环境，不良的外部环境不仅会影响宝宝的孕育过程，也会影响怀孕后胎儿的健康。所以，备孕夫妻要远离不良环境，给宝宝提供一个安全的外部环境。

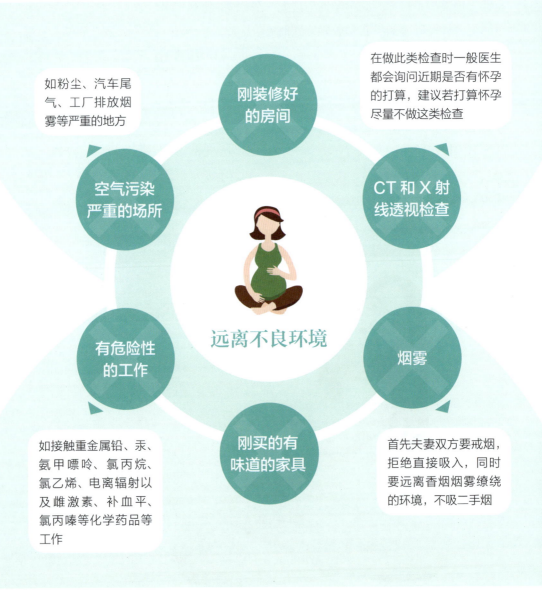

远离不良环境

- 刚装修好的房间
- CT 和 X 射线透视检查：在做此类检查时一般医生都会询问近期是否有怀孕的打算，建议若打算怀孕尽量不做这类检查
- 烟雾：首先夫妻双方要戒烟，拒绝直接吸入，同时要远离香烟烟雾缭绕的环境，不吸二手烟
- 刚买的有味道的家具
- 有危险性的工作：如接触重金属铅、汞、氨甲喋呤、氯丙烷、氯乙烯、电离辐射以及雌激素、补血平、氯丙嗪等化学药品等工作
- 空气污染严重的场所：如粉尘、汽车尾气、工厂排放烟雾等严重的地方

对照看一看，确保优生的产检一个不落

孕期	检查项目	检查内容
孕1~2月	人绒毛膜促性腺激素（HCG）	确保孕酮和HCG正常值，对保胎和维持妊娠很重要
	B超	孕5~8周，确认妊娠囊位置，并排除宫外孕
		高龄或有流产史的孕妈妈最好在孕6~8周去做这项B超检查，确认有无胎心、胎芽
孕3~4月	第一次正式产检，医院建档要趁早。孕妈妈确认怀孕之后到社区医院办理《母子健康档案》，尽早带着相关证件到医院做各项基本检查	
	验血常规	主要看怀孕后有没有出现贫血、感染等
	验尿常规	检查肾脏功能是否能承受孕期生理变化
	评估肝肾功能状态	检测肝和肾是否能供应两人的需要
	TORCH全套	了解病毒、细菌的免疫情况，避免胎宝宝出现出生缺陷
	乙肝筛查	减少宫内感染的概率
	颈项透明层厚度（NT）	要在孕11~14周做NT，是判断是否患有染色体问题和心脏问题的重要依据
	凝血检查	预测血栓以及出血风险
	测血型	筛查特殊血型，好为输血时提早准备；同时预防新生儿溶血病
孕4~5月	唐氏筛查	计算"唐氏儿"的危险系数
	无创产前DNA检测	唐氏筛查不过关，建议无创产前DNA检测来评估胎儿21-三体、18-三体、13-三体风险
	羊水穿刺	如果唐氏筛查结果不在安全范围内，即是高危，可以进一步做羊水穿刺，再次评估风险性，评估结果有可能会是低危

续表

孕期	检查项目	检查内容
孕6月	B超大排畸	孕20~24周是做B超大排畸的最佳时间，是针对胎儿的重大畸形做筛检，如脑部异常、四肢畸形、胎儿水肿、脊椎畸形、心脏畸形、唇腭裂、显著消化系统以及泌尿系统异常等
	B超羊水量检查	B超羊水量检查并不是所有人都要做的，到了孕中期，羊水量仍然过多，提示可能存在胎儿畸形或者孕妈妈高血糖，有此情况的孕妈妈要进行相关检查
孕7月	妊娠糖尿病筛查	在孕24~28周做，检查孕妈妈的血糖水平，如果发现异常，需要进行葡萄糖耐量试验，以确诊是否患有妊娠期糖尿病
	B超检查胎盘	不是必查项目，如果孕妈妈有反复阴道流血，需要进行B超检查，看看是否为前置胎盘
孕8月	重点筛查妊娠高血压综合征	避免先兆子痫、早产等
孕9月	B超检查	在孕33~34周的B超检查，主要评估胎儿有多大，观察羊水多少和胎盘功能以及胎宝宝有没有出现脐带绕颈
	胎心监护	在怀孕34周后，孕妈妈每周去医院产检时，都要进行胎心监护，以此判断胎宝宝在子宫内的健康状况
	阴道拭子检查	看阴道是否有细菌感染，降低新生儿感染风险
	B超检查	监测胎儿的大小
	心电图	35~36周是整个孕期心脏压力最大的时候，这时候的心电图是判断心脏能否承受生产压力的主要依据
	骨盆测量	在孕35~36周进行，主要是了解骨盆腔的宽度是否适合顺产
孕10月	产前B超检查	孕37~40周，一般情况这是产前最后一次B超检查，主要是查看胎宝宝的大小、胎位、胎盘、羊水、脐带情况等，为分娩做充分准备

备孕篇

Part 1

准备充分，怀得更踏实

了解自己的身体，备孕更安心

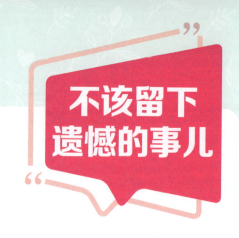

不该留下遗憾的事儿

多囊卵巢综合征影响怀孕
好遗憾呀

宝妈： 计划要宝宝准备一年多都没怀上，朋友说这种情况就算不孕了，让我去医院检查，结果是多囊卵巢综合征。虽然并没有给怀孕"判死刑"，但是整个备孕过程还是很艰辛。现在宝宝一岁半了，每次想起来都觉得这是上天赐给我的最珍贵的礼物。

健康卵巢才能孕育质优卵子
不留遗憾

马大夫： 多囊卵巢综合征影响怀孕的主要症结在稀发排卵或无排卵。稀发排卵者有自然受孕的可能，只是概率较低，但多数情况下需要促排卵治疗。生活方式调整是防治多囊卵巢综合征的重要的手段——能恢复自发排卵，或提高对促排卵药的敏感性。

不了解孕产知识
好遗憾呀

宝妈： 准备生孩子时就回了老公的老家。婆婆人挺好，吃穿住照顾的事无巨细，但是出现的一些孕期状况她也只能拿过来人经验指导我，我也只能遇到问题再从网上查，感觉整个孕期都过得懵懵懂懂特别不踏实。

知识事先储备好，生娃不慌乱
不留遗憾

宝妈： 在把生娃提上日程后可以买一些孕产方面的书，了解身体、了解孕中可能出现的变化或不适，如怀孕早期的反应、孕中期的胎动、孕晚期的妊娠水肿、腰腿痛等。这样，怀孕后出现这些生理现象后，我们泰然处之，正确对待，避免了不必要的紧张和恐慌。

了解卵子

卵子是妈妈携带的生命种子,被包裹在原始卵泡中,在促性腺激素的影响下慢慢发育成熟。通常女性每个月只排出1个卵子。其实,同时具备成熟条件的卵泡并非只有1个,但只有1个卵子被排出,而其余成熟的卵泡都将退化。被排出的1个卵子如果能和精子相遇形成受精卵,就怀了宝宝。如果失去这次受精的机会,就要等到一个月经周期后另一个成熟卵子排出,和精子相遇受精。重复同样的过程,直到受精成功。

女人一生中排卵400~500个,左右卵巢交替排卵,少数情况下同时排出2个或多个卵子。这时如果2个或多个卵子和精子相遇成功,就会出现双胞胎或多胞胎。

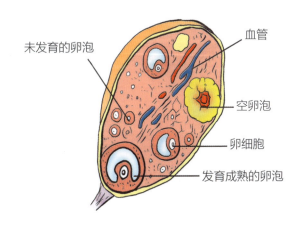

了解精子

精子是爸爸携带的生命种子,在睾丸内生成后,转移到附睾中进入成熟阶段,然后储存在精囊内,射精时进入女性体内。每次射精时,一般会有2亿左右精子射出,但与卵子结合成功的通常只有1个,其余精子在移动到输卵管过程中逐渐被淘汰。一般来说,精子的寿命最多72小时,如果历经艰难到达输卵管时,没有卵子排出,就不能受精,然后被白细胞吞噬。

精子从产生到成熟需要3个月的时间,而且产生条件非常苛刻。首先需要足够的营养,精原细胞分裂演变成精子需要大量的营养物质,特别是被称为人体"建筑材料"的蛋白质。还需要低温环境,精子的成长要求阴囊内的温度比体温最少低1℃,而睾丸里的温度比体温要低0.5~1℃,否则精子的生长就会终止。

各司其职的生殖器官

子宫,孕育胎宝宝的家

子宫是孕育胎宝宝的肌性器官,位于盆腔中央,宫壁厚,内腔相对较小,像一个倒着放的鸭梨,由子宫底、子宫体、子宫峡、子宫颈组成。宫腔两侧连通输卵管,在输卵管后下方,子宫两侧,是一对椭圆形的卵巢。卵巢中生长着数以万计的卵泡,但女性一生只有400~500个卵泡发育成熟,其余在不同时期闭锁退化,逐渐消失。卵子就待着卵泡中。女性受孕成功后,受精卵会一边分裂一边移到宫腔内,进而在子宫安营扎寨。受精卵发育顺利的话,就会在这里发育成胎宝宝。

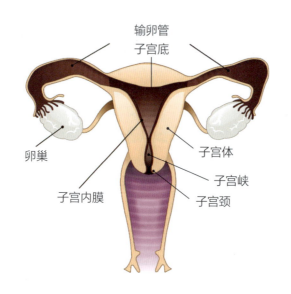

睾丸,制造精子的工厂

阴茎和阴囊是男性外生殖器的两部分,阴囊内有睾丸,左右各一,一般左侧睾丸比右侧低约1厘米。睾丸是精子生成的场所。男性性成熟后,两个睾丸就会不断产生精子,而这些精子肩负着传宗接代的重任。附睾是由曲折、细小的管子构成的器官,全长约4米。它一边连接输精管,一边连接睾丸。当精子离开睾丸后,就会移动到附睾中继续生长成熟。附睾管除了贮存精子外,还有分泌功能,分泌物营养精子。输精管是运送精子的通道,是一对全长约40厘米的弯曲细管,负责将精子从附睾中运送到射精管,输精管也会贮存一部分成熟的精子。射精管在去甲肾上腺素作用下,进行节律性收缩,从而将精子从输精管中射出,完成射精。

受孕的必备条件

健康的精子

怀孕需要精子和卵子相结合才能发生。胚胎的诞生,精子和卵子各占一半功劳,精子为胚胎提供了50%的基因。精子并非只在受孕时发挥作用,精子基因所起的作用一直伴随着胚胎发育的整个过程,受孕只能算作精子的前期工作。

精子发生染色体畸变,如数量异常、结构异常、基因突变或精液质量降低等,并不妨碍精子和卵子结合,女性也能够正常怀孕。但是,到了怀孕中晚期,如果精子不健康,精子基因的晚期效应不正常,胚胎的发育就会停滞,从而发生死胎现象。

世界卫生组织规定的精液正常标准	
液化时间与颜色	室温下,60分钟以内颜色为均匀的灰白色
精液量	≥2.0毫升
pH	7.2~8.0
精子密度	≥20×10^6/毫升
精子活动力	射精后60分钟内,50%或更多在进行前向运动(即A级和B级),或25%或更多在进行快速前向运动(A级)
正常精子形态	≥15%

异常精子的分类	
少精子症	精子密度<20×10^6/毫升
弱精子症	(A级+B级)精子<50%
畸精子症	正常精子形态<15%
少精子症、弱精子症、畸精子症	三种均明显异常
无精子症	所射精液中无精子
无精液症	不射精

健康的卵子

卵子质量好坏是女性是否有正常的生殖能力的重要因素之一,卵子质量差不利于优生优育,也易发生流产、胎停等情况。提高卵子质量要从饮食和生活习惯下手进行调理，除了平衡膳食，全面摄取营养外，还建议适当多吃富含铁的食物以及大豆及其制品，这些食物有利于养护卵子。不吃或少吃止痛药和安眠药。止痛药可能减弱卵子活性；安眠药可能造成暂时性不孕。当然，也不要乱用促排卵药。

健康的卵巢

女性不孕的原因中，"卵巢功能不全"占了30%～40%。卵巢功能不全可能出现无排卵的情况，无排卵就无法怀孕。另外，由于早期怀孕过程必须依赖黄体酮（孕酮）的维持，而黄体酮的主要来源是卵巢的黄体。如果怀孕第7～9周没有足够的黄体酮，就很容易引起早期胚胎流产。因此备孕时要先解决影响卵巢健康的因素，如卵巢早衰、多囊卵巢综合征等。

性激素分泌正常

性激素是雌激素与孕激素的统称，这两种激素接受大脑的调节作用，在女性体内按照一定规律周期性地进行分泌。任何原因导致的激素分泌异常，都会对女性妊娠造成一定影响。

雌激素	孕激素
随着卵泡慢慢长大，女性体内的雌激素慢慢增加，会使子宫内膜增生、加厚。通俗地说，子宫内膜就像播种宝宝必需的土壤，雌激素如同为土壤施加肥料	孕激素对女性来说是很重要的一种激素。女性排卵、受精卵着床、受精卵分裂和胎儿发育、母乳喂养，都要靠孕激素进行协助

受精卵着床

当幸运地精子与卵子结合之后并不算万事大吉，此时精子与卵子结合只是成了受精卵，只有受精卵着床才意味着它在子宫里开始安家。受精卵着床是一个缓慢的过程，这个过程可能需要花费6～7天的时间。受精卵着床时，孕妈妈的基础体温会下降，一般会出现疲劳、食欲下降的情况，有的人会有着床出血的症状，也有少数孕妈妈会感觉小腹有刺痛或者坠痛感，都是因人而异。

孕早期的3个月比较关键，因此需要孕妈妈慎之又慎，注意保持心态平和、平衡膳食、适度运动，并及时进行产检。

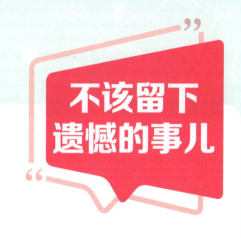

孕前检查给宝宝健康上个保险

没做孕前检查意外有了宝宝

好遗憾呀

宝妈： 虽然和老公把备孕计划提上了日程，也想着先去做个检查，但是也没太放在心上，没来得及做孕前检查就怀了宝宝。孕期的时候买了一些孕产书，看见上面写到孕前检查非常重要，特别后悔自己当时没把孕前检查当回事儿。还好我和宝宝产检都很健康，要不然真是追悔莫及。

最好别错过孕前检查

不留遗憾

马大夫： 孕前一定要做检查，不只是为了顺利怀上宝宝，更为了母婴健康。但是，如果没有进行孕前检查宝宝就悄然来临，也不要过分担心。因为从怀孕到分娩，孕妈妈还要做大大小小的各种产检，到时千万不要再错过了。

老公不积极备孕让我很烦躁

好遗憾呀

宝妈： 虽然老公也喜欢孩子，但是感觉备孕就是我一个人的事儿，他配合得非常勉强：让他吃点有利于提升精子活力的食物，就这个不爱吃那个不爱吃；让他制订个运动计划，就三天打鱼两天晒网。这让我整个备孕期和孕期都特别烦躁。

男性也要积极参与备育

不留遗憾

马大夫： 备孕是为了优生优育。现在不是生一个孩子就行，而是生一个健康优秀的宝宝。只有健康的卵子和健康的精子结合才能生出健康的宝宝。所以，从备孕开始丈夫就要积极参与，将身体调理到最佳状态。积极配合的丈夫会让妻子心情更好，受孕过程更顺利。

备孕女性常规检查

检查项目	检查内容	检查目的	检查方法	检查时间
身高体重	测出具体数值，评判体重指数（BMI）是否达标	如果体重超标，最好积极健康地减肥，努力调整到正常范围	用秤、标尺测量	怀孕前1个月
血压	血压的正常数值 收缩压<140毫米汞柱 舒张压<90毫米汞柱	怀孕易使高血压患者血压更高，甚至威胁孕妈妈的生命安全	血压计	怀孕前3个月
血常规血型	白细胞、红细胞、血红蛋白、血小板等	是否存在贫血，患有感染等	静脉抽血	怀孕前3个月
尿常规	浊度、尿色、尿比重、酸碱度、白细胞、亚硝酸盐、尿蛋白、葡萄糖、酮体、尿胆原、尿胆红素、红细胞等	有助于肾脏疾病的早期诊断，有肾脏疾病的女性需要治愈后再怀孕	尿液检查	怀孕前3个月
生殖系统	通过白带常规筛查滴虫、真菌感染等尿道炎症以及淋病、梅毒等性传播疾病，有无子宫肌瘤、卵巢囊肿、宫颈病变等	如患有性传播疾病、卵巢肿瘤、子宫肌瘤以及需要积极处理的宫颈病变，需先治疗再怀孕	阴道分泌物、宫颈涂片及B超检查	怀孕前3个月
肝肾功能	包含肝肾功能、乙肝病毒、血脂等	肝肾患者怀孕后可能会加重病情，危及母婴健康	静脉抽血	怀孕前3个月
口腔	是否有龋齿、未发育完全的智齿及其他口腔疾病	怀孕期间，原有口腔隐患可能会加重，甚至影响胎儿的健康，口腔问题要在孕前解决	口腔检查	怀孕前3个月

孕前检查挂什么科

一般去医院的导医台咨询一下，就能很快知道挂哪一科了。有些医院会专门设立孕前检查专科门诊，专门提供孕前检查服务。有些医院会把孕前检查设在内科，而有的医院会把孕前检查设在妇科或计划生育科。不同的医院有不同的规定，最好先到医院导医台进行详细询问后再排队挂号，以免浪费精力，耽误检查。

备孕女性特殊项目检查

检查项目	检查目的
乙肝病毒抗原抗体检测	乙肝病毒可以通过胎盘引起宫内感染或者通过产道引起感染,会导致宝宝出生后成为乙肝病毒携带者,做此项检测可让备孕女性提早知道自己是否携带乙肝病毒
糖尿病检测	女性怀孕后会加重胰岛的负担,可能出现严重并发症,因此备孕女性要做血糖检测,必要时进行包括葡萄糖耐量试验在内的检测
遗传疾病检测	为避免下一代有遗传疾病,备孕夫妻如果有遗传病史要进行相关检测
溶血检查	当备孕女性有不明原因流产史或血型为 Rh 阴性,丈夫血型为 Rh 阳性,应该检测有无抗体生成
优生五项检查	检查备孕女性是否感染弓形虫、风疹病毒、巨细胞病毒、单纯疱疹病毒以及其他病毒,备孕女性一旦感染这些病毒,就可能出现流产、死胎、胎儿畸形、胎儿先天智力低下、胎儿神经性耳聋等情况
染色体检查	针对特殊人群,备孕女性检查是否患有特纳综合征(Turner 综合征,先天性卵巢发育不良)等遗传疾病

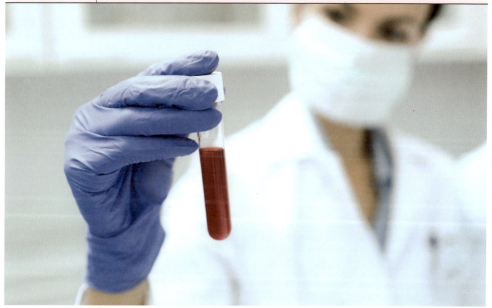

备育男性常规检查

检查项目	检查目的
血常规	检查有无病毒感染，辅助诊断是否有白血病、败血症、黄疸等
血糖检查	是否患有糖尿病
血脂检查	是否有高脂血症
肝功能	检查肝功能是否受损，是否有急（慢）性肝炎等肝脏疾病
肾功能	检查肾脏是否受，是否有急（慢）性肾炎等疾病
内分泌激素	检查体内性激素水平
精液	检查预知精液是否有活力或者是否少精、弱精。如果少精、弱精，则要戒除不良生活习惯，如抽烟、酗酒、穿过紧的内裤等，并在生活中加强营养，积极锻炼
男性泌尿生殖系统	检查是否有隐睾、睾丸外伤、睾丸疼痛肿胀、鞘膜积液、斜疝等情况，以免对下一代的健康造成影响
传染病	如果未进行体格检查或婚检，那么梅毒、艾滋病等传染病检查也是很有必要的
全身体格	全身检查及生育能力评估

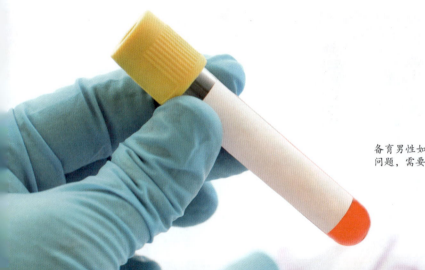

备育男性如果存在不育的问题，需要查精液。

TORCH 检查很重要

因为有些寄生虫、细菌和病毒对女性和胎儿都会造成伤害，所以建议女性在怀孕前做一个病毒抗体检查——TORCH 检查。TORCH 是 5 种寄生虫、细菌和病毒的英文名称的首字母组合。

之所以需要特别检查这几种寄生虫、细菌和病毒，是因为母体感染后，不会表现出特别的症状。一旦怀孕，这些潜在的问题对胎儿有极大的危害：孕早期容易造成流产和胎停育；孕后期容易导致胎儿先天缺陷及发育异常。

TORCH 检查与胎儿的优劣有密切关系，因此该项检查应当安排在孕前进行。若在孕前查出问题，就有充分的时间进行调整。如果怀孕后查出问题，会使自己、家人及医生处于左右为难的境地。

TORCH 是什么

Toxoplasma：弓形虫　　Other：其他柯萨奇病毒、衣原体等　　Rubella Virus：风疹病毒

Cytomegalo Virus：巨细胞病毒　　Herpes Simplex Virus：单纯疱疹病毒

TORCH 感染对胎儿的危害

1. 弓形虫会引起胎儿脑内钙化、小脑积水
2. 柯萨奇病毒可致胎儿宫内感染、畸形
3. 衣原体感染可导致早产、胎儿死亡、婴儿猝死综合征
4. 风疹病毒会引起胎儿白内障、心脏畸形
5. 巨细胞病毒会引起胎儿小头畸形、脑内钙化
6. 单纯疱疹病毒会引起胎儿角膜结膜炎、皮肤水疱

这些感染中，风疹病毒感染最常见，危害也最大。

口腔检查

建议备孕时做口腔检查,因为到了孕期,孕妈妈激素水平发生变化,免疫力降低,牙龈中的血管通透性增强,牙周组织变得更加敏感,原本有口腔问题会加重,而有些以前没有口腔问题的孕妈妈可能会出现口腔问题。

口腔问题还可能影响胎宝宝的发育。孕期口腔问题有产生畸形儿,增加流产的风险,还会引发早产或导致新生儿低体重。而且口腔问题可能导致孕妈妈吃不好饭,进而出现营养不良,导致胎儿营养摄入不足等。所以,备孕女性最好在孕前解决口腔问题。

孕前口腔检查内容

孕前口腔检查主要包括对牙周病、龋齿、冠周炎、残根、残冠等检查。最好能在怀孕前洗一次牙,把口腔中的细菌去除掉,确保牙齿清洁,保护牙龈,避免孕期因为牙菌斑、牙结石过多导致这样那样的口腔问题。需要注意的是,如果男性患有牙周炎,也会影响精子质量,所以备育男性也要在备孕时做口腔检查。

孕前必须治疗的口腔疾病

检查项目	检查目的
牙周病	孕期牙周病越严重,发生早产和新生儿低体重的概率越大。怀孕前应消除炎症,去除牙菌斑、牙结石等局部刺激因素
龋齿	怀孕会加重龋齿的症状,孕前未填充龋洞可能会发展至深龋或急性牙髓炎,剧痛会令人夜不能寐
阻生智齿	如果无法萌出的智齿上牙菌斑堆积,四周的牙龈就会发炎、肿胀,随时会导致冠周炎发作,甚至会出现海绵窦静脉炎,影响孕期健康
残根、残冠	如果孕前有残根、残冠而未及时处理,孕期就容易发炎,出现牙龈肿痛。应及早治疗残根、残冠,或拔牙或补牙,以避免孕期出现不适

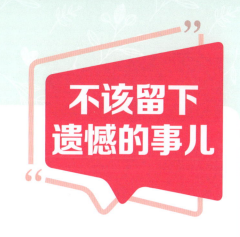

不该留下遗憾的事儿

孕前咨询降低生育风险

好遗憾呀 剖宫产生老大,一年后意外怀老二,又是剖宫产

宝妈:生大宝的时候身体条件不允许,只能剖宫产,就想好好准备准备再怀二宝,希望生的时候顺产。但是之前没有咨询医生,大宝一岁多时意外有了二宝。有了宝宝肯定是要的,去医院产检的时候,因为头胎剖宫产间隔时间不够长,加上身体条件还不是很好,医生就给出了剖宫产的建议。最后又剖宫产生的二宝。虽然也知道听医生建议选择最适合的生产方式是对的,但是心理上还会因为没能顺产而遗憾,要是提前咨询医生做好准备就好了。

不留遗憾 头胎剖宫产,最好2年后再受孕,可能顺产

马大夫:孕前咨询是很有必要的,不仅能让自己有个充分准备,而且有助于降低生育风险。剖宫产后子宫切口在短期内愈合不"牢固",如果过早怀孕,随着胎儿的发育,子宫不断增大,子宫瘢痕处拉力增大,子宫壁变薄,切口有裂开的潜在危险,容易造成大出血。另外,剖宫产术后的子宫瘢痕处的子宫内膜局部常有缺损,受精卵在此着床不能进行充分的蜕膜化,极易发生胎盘植入情况。如果大宝是剖宫产,只要在剖宫产过程中没有伤及卵巢、输卵管等组织,医生一般都会建议避孕2年以上再怀孕。尤其是对于二孩想尝试顺产的妈妈,当子宫切口恢复得差不多了,再怀二孩。

一定要进行遗传咨询的夫妻

虽然现在畸形儿的出生率比较低,但每对夫妻都有生畸形儿的可能。备孕时做好遗传学咨询,可以了解如果夫妻一方有遗传病或先天畸形,后代的发病概率有多大;如果已经生育过一个遗传病患儿,可以了解下一胎的患病概率有多大……

必须进行遗传学咨询的夫妻

夫妻类型	原因分析
35岁以上的高龄产妇	年龄越大,卵子越老化,发生染色体错位的概率越高,生育出染色体异常患儿的可能性也就相应增加
夫妻一方为平衡易位染色体携带者	如果通过染色体检查查出夫妻一方是平衡易位染色体携带者,可以考虑在妊娠后进行产前遗传学诊断
有习惯性流产史的女性	有习惯性流产史的女性体内染色体异常的概率比一般人高出几倍,如果女性有染色体异常的情况,胎儿就会从亲代那里继承缺陷基因,患遗传病的可能性大大增加
已生育过先天愚型和常染色体隐性遗传病患儿的女性	已生育过先天愚型患儿的女性,其下一胎患先天愚型的概率增加。已经生育过常染色体隐性遗传病患儿,如白化病、先天性聋哑、侏儒症等,下一胎患病的概率为25%
女性为连锁疾病(如血友病)患者	生出的男宝宝全部是该病的患者,女宝宝则是该病基因的携带者
夫妻一方经常接触放射线或化学药剂	放射线和化学药剂对优生的影响较大,从事这一行业的夫妻应进行遗传学咨询

遗传学咨询应在什么时候做

1. 婚前检查咨询。知道自己的家族中有遗传病史,应在婚前检查中如实告诉医生,并进行咨询。
2. 孕前咨询。夫妻双方中一方有遗传病家族史或已生过先天性畸形儿的,应在准备怀孕前去咨询。
3. 孕早期及时咨询。怀孕后应在1~2个月时去咨询,最晚不要超过孕3个月。

患有这些疾病的女性应做好孕前咨询和疾病评估

病类	疾病评估
结核病	如果女性有结核病,容易发生不育、流产、早产等情况,还有将该病传染给胎儿的危险,此时怀孕会威胁孕妈妈和胎宝宝的身体健康
心脏病	如果女性患有心脏病,在妊娠期间,心脏负担会加重,很容易引起心功能不全,甚至出现心力衰竭的症状,造成流产、早产等,要如实将情况告诉医生
糖尿病	患糖尿病的女性容易并发妊娠高血压、羊水过多等或出现流产、早产、胎死宫内等情况,怀孕会增加难产概率或生出巨大儿、畸形儿等,要将情况如实告诉医生
肝病	孕妈妈本身若患有肝病,再加上妊娠期肝脏负担加重,容易引起肝功能异常,要将情况如实告诉医生
高血压	高血压患者如怀孕,容易出现妊娠中毒症,而且会发展成重症。要在经过系统治疗后,血压指数正常或接近正常(并听取医生意见)后再考虑怀孕
肾病	患肾病的女性,肾功能正常时可以怀孕,当然,妊娠时会有蛋白尿增多的现象,有些人肾病会恶化,要将情况如实告诉医生

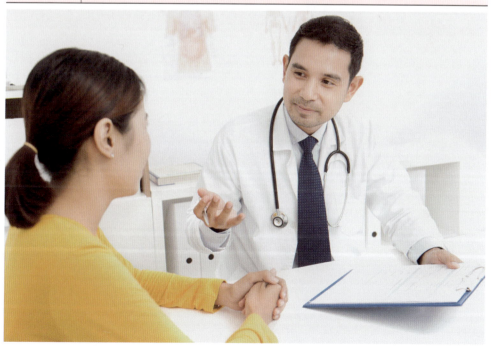

哪些人生孩子要选择性别

因为有些遗传病与性别有很大关系，称为伴性遗传病，就是位于性染色体上的致病基因引起的疾病。伴性遗传病分为 X 伴性遗传病和 Y 伴性遗传病两大类，其中 X 伴性遗传病又分为 X 伴性显性遗传病（如遗传性肾炎、深褐色齿等）和 X 伴性隐性遗传病（如血友病、红绿色盲、先天性夜盲症等）。

虽然目前的医疗手段尚无法对遗传病进行治疗，但是伴性遗传病的遗传是有科学规律的，可以通过预见胎儿性别进行控制，避免抚养有缺陷后代的风险，消除家庭和社会的经济、精神负担，提高国民素质。选择性别却不可以滥用，否则会造成性别失衡。

选择胎儿性别，预防 X 伴性显性遗传病

一些性状或遗传病的基因位于 X 染色体上，其性质是显性的，这种遗传方式称为 X 伴性显性遗传，这种疾病称为 X 伴性显性遗传病。

X 伴性显性遗传病发病存在性别差异，虽然不管男女，只要存在致病基因就会发病，但因显性致病基因在 X 染色体上，女性有两条 X 染色体，故女性的发病率高于男性。因此，为了优生优育，需要做产前检查。

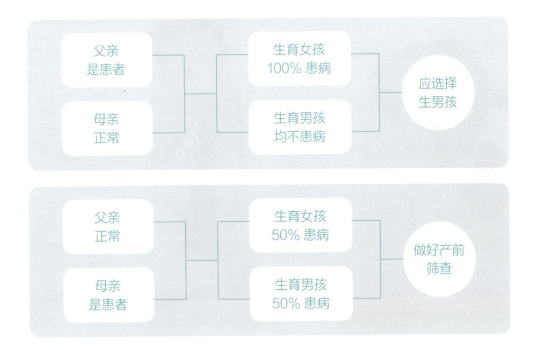

选择胎儿性别，预防 X 伴性隐性遗传病

X 伴性隐性遗传病是由位于 X 染色体上的隐性致病基因引起的。X 伴性隐性遗传病发病存在明显的性别差异。携带者表现正常，外表看不出来，因此在 X 伴性隐性遗传病家系出生的女孩，待结婚怀孕后须接受产前检查。

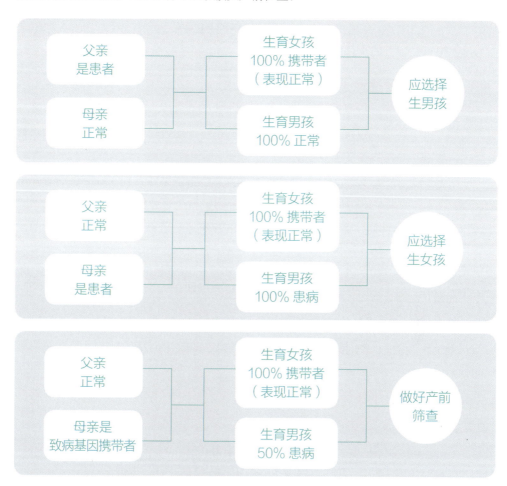

选择胎儿性别，预防 Y 伴性遗传病

这类遗传病的致病基因位于 Y 染色体上，X 染色体上没有与之相对应的基因，所以这些基因只能随 Y 染色体传递，由父传子，子传孙。因此，被称为"全男性遗传"。到目前为止，仅发现 Y 伴性遗传病 10 余种，这主要是因为 Y 染色体很小，染色体上的基因有限。这类遗传病没有显性和隐性的区别，只要 Y 染色体上有致病基因，就会发病。因此，可以经由产前检查，生育女宝宝为好。

"熊猫血"女性要做的准备

据有关资料介绍，Rh 阳性血型在汉族及中国大多数少数民族人口中约占 99.7%，个别少数民族中约为 90%。Rh 阴性血型比较稀有，在中国全部人口中只占 0.3%～0.4%，由于实在太难找到血源，就像大熊猫一样珍贵，所以被称为"熊猫血"。其中 AB 型 Rh 阴性血最罕见，仅占中国总人口的 0.034%。平时这种血型的人和正常血型的人没有区别，但一旦遇到危险和疾病，需要输血时就很难找到血源。

"熊猫血"女性要注意溶血反应

胎儿的血型是由父母双方决定的，如果胎儿从父亲遗传来的血型抗原是母亲所没有的，胎儿红细胞进入母体后使母亲产生相应的抗体，这些抗体再通过胎盘进入到胎儿体内，导致抗原与抗体发生免疫反应，就会发生溶血现象。

对于 Rh 血型系统来说，Rh 阴性女性与 Rh 阳性男性结婚，该女性孕育的可能是 Rh 阳性胎儿。如果是这种情况，当胎儿红细胞因某种原因（如分娩、羊水穿刺、人工流产等）进入母体后，会导致母体产生抗 Rh 凝集素。若该女性再次孕育 Rh 阳性胎儿，母体的抗 Rh 凝集素就可能通过胎盘进入胎儿血液，使胎儿的红细胞凝集、破坏，导致胎儿严重贫血，甚至死亡。如果 Rh 阴性女性早先曾接受过 Rh 阳性血液，其孕育的第一胎 Rh 阳性胎儿也会发生溶血现象。

如果备育男性、备孕女性对自己的血型尚不清楚，孕前一定要检查血型，以便排查母婴 ABO 溶血、Rh 溶血的可能性。虽然第一胎的溶血情况较少，但还是需要引起注意。

血型系统怎么分

人类有两种血型系统：一种是"ABO 血型系统"，也就是我们常说的 A 型、B 型、O 型和 AB 型；另一种是"Rh 血型系统"，即 Rh 阳性和 Rh 阴性。

1. ABO 血型

ABO 血型是按照人类血液中的抗原、抗体所组成的血型的不同而分为 A 型、B 型、AB 型、O 型。

2. Rh 血型

凡是血液中红细胞上有 Rh 凝集原，为 Rh 阳性，反之为阴性。这样就使 A、B、O、AB 四种主要血型分别被划分为 Rh 阳性和 Rh 阴性。

Rh抗体存在需进行治疗

一旦证实有Rh抗体存在,应到对稀有血型生育有研究的医院建档。如果在孕期发现产生了Rh抗体,必须2周检查一次,观察抗体是否升高。当抗体效价(即抗体与抗原浓度之比)大于1:16时,对胎儿有影响,可以结合B超检查,检查胎儿有无水肿、积液等现象;当抗体效价到1:64以上时,需做羊水检查,测定450纳米波长的光密度值,脐静脉穿刺,查胎儿血型、血红蛋白、红细胞计数、胆红素水平及抗人球蛋白试验[1]。如果抗体效价到1:128时,可视情况进行血浆置换术。胎儿严重贫血时可行胎儿宫内输血及考虑产后换血治疗。

"熊猫血"孕妈妈要提前联系医院

"熊猫血"孕妈妈必须找一家技术、实力、输血条件都具备的专科医院或三级甲等(以下简称为"三甲")综合性医院。需要注意,并不是所有医院都具备接收"熊猫血"妈妈的条件。最好孕前检查就在具有接收"熊猫血"妈妈条件的三甲综合性医院做,并存档。

有的医院建卡时会查血型,并将血型标注在档案的封面上,这样每次产检,医生都会特别关注。除了稀有血型,高龄孕妇、有妊娠疾病史、有过胎停的孕妇等也是医生特别检查的对象。

一般情况下,只要医院确定孕妇为"熊猫血",就会检查是否存在Rh抗体,并做好各种突发情况的预案,如针对产后出血,医院会提前和血液中心申请,运来Rh阴性血,尽最大努力确保母子平安。孕妇只要按照医生的吩咐,配合好医生就可以了。

"熊猫血"并没有传说中那么可怕

"熊猫血"孕妇确实比一般孕妇生产风险要大得多,但是只要在前期,孕妇和医院都做好积极准备:注意补铁以预防孕妇和胎儿贫血;如果产妇没生产史、流产史、输血史,头一胎宝宝基本上不会有新生儿溶血现象发生,但第二胎溶血的概率要大些。当然,并不是说第二胎一定会发生溶血。

---

[1] 抗人球蛋白试验,又称Coombs'试验,是检查不完全抗体的常用方法,也是诊断自身免疫性溶血性贫血(AIHA)的重要依据。

怀孕要选择"良辰吉日"

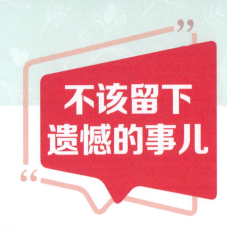
不该留下遗憾的事儿

好遗憾呀 —— 怕影响二人世界，拖到快40岁才生宝宝

宝妈：我跟老公从大学相爱，毕业后就结婚了，二十四五岁的时候双方父母就建议让我们生宝宝。那时候我们在考虑要先打拼事业，后来事业小有成就又觉得应该享受二人世界，怕有了孩子分散对彼此的爱。最后，觉得年纪再大想要就生不了了，拖到39岁才生了宝宝。

不留遗憾 —— 孩子是加深夫妻感情的桥梁

马大夫：彼此相爱的夫妻，宝宝就是爱情的结晶，宝宝的到来会给夫妻的二人世界注入新鲜的血液，让新手爸妈感受到初为人父为人母的喜悦。当然，随之而来的还有很多未曾料想到的家庭琐事，常常会引发夫妻之间的"战争"。但这些事反而会加深彼此的沟通和理解，成为增进夫妻感情的润滑剂。

好遗憾呀 —— 孕前没治愈痔疮，怀孕后加重了

宝妈：备孕时就有痔疮，去医院检查过，感觉没有大问题，如果做手术还挺尴尬的，而且有点害怕，反正影响不大，就没管它。孕前检查医生也建议先治疗，但是后来宝宝就来了，没想到怀孕后痔疮严重了，整个孕期就是在各种保守处理痔疮中度过的，特别麻烦。

不留遗憾 —— 孕前要治愈痔疮

马大夫：孕前要治愈痔疮，因为女性怀孕后分泌的激素易使血管壁的平滑肌松弛，增大的子宫压迫腹腔的血管，会使原来的痔疮加重，或出现新的痔疮。预防和治疗痔疮要从生活细节做起：合理饮食，少食多餐，避免吃辛辣等刺激性食物；注意肛门局部清洁，避免久坐不起；每天还可按摩肛周组织3~4分钟，有意识地进行3~5次提肛运动。

生育的最佳年龄

女性最佳生育年龄

从生理角度讲,女性最佳的生育年龄在23~28岁,生理成熟,卵子质量高,精力充沛,容易接受孕产、育儿方面的知识。若在这个年龄段怀孕生育,胎儿生长发育良好,产力和生殖道弹性好,分娩危险系数小,有利于自然分娩,也有孕育和抚育婴儿的精力。

相比较而言,女性超过35岁,卵巢功能减退,卵子质量和受孕能力下降,受孕后胎儿发生畸形的概率增加,流产率和难产的发生率也会随年龄增长而提高。因此,尽量不要等到35岁以后再要孩子。

所以,为了自身和胎儿的健康,女性要抓住受孕的最佳年龄,尽量不当高龄产妇。

男性最佳生育年龄

男性生育最佳年龄段是25~35岁,因为男性的精子质量一般在30岁时达到高峰,并将在随后的5年持续产生高质量的精子。过了35岁之后,男性体内的雄性激素开始衰减,而且精子基因突变的概率也相应地提升,精子的数量和质量都得不到保证,对孕育下一代很不利。

怀孕的最佳季节

没有绝对的最佳受孕季节,什么季节受孕都很好,不过还是建议避开酷热和严寒的季节。

怀孕早期正是胎儿大脑皮层初步形成的阶段。高温酷暑时,孕妈妈妊娠反应剧烈、食欲不佳,会造成机体消耗量大,从而影响胎儿的大脑发育。另外,严寒季节时,女性多在室内活动,新鲜空气少,接触呼吸道疾病感染原的机会增多,容易患感冒,并影响胎儿的正常发育。

最重要的还是夫妻双方保持愉悦的心情,相信科学,掌握基本的生理知识和必要的技巧,怀上一个健康、聪明的宝宝是不成问题的。

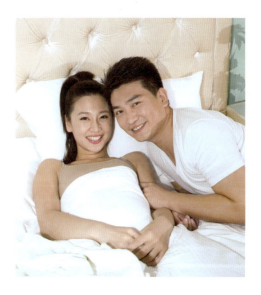

算准排卵日，让老公时刻准备着

孕律，监测基础体温测排卵日

基础体温测量法就是根据女性在月经周期中呈现的双相体温来推测排卵日的方法，从月经来潮第一天开始，坚持每天在同一时段测量体温。一般情况下，排卵前基础体温在36.6℃以下，排卵后基础体温上升0.3~0.5℃。从排卵前3天到排卵后3天这段时间是容易受孕期，可作为受孕计划的参考因素。

推荐用孕律来进行监测体温，每晚睡前通过胶贴把孕律基础体温计粘贴在腋下，而且晚上起夜不会影响基础体温，孕律会自动过滤掉晚上起夜时的干扰。为了更精确地预测，同时考虑到规律作息有利于备孕，建议每晚睡眠时至少佩戴4小时，佩戴时间过短无法采集到当天的基础体温值。

第二天早上取下胶贴，体温计通过蓝牙与手机或者平板电脑的孕律软件连接进行数据同步，睡整夜即可完成测量，而且早上可以通过孕律软件看到基础体温表格。通过孕律，可以预测经期、安全期和排卵日，有助于科学管理生理周期，合理安排同房时间。

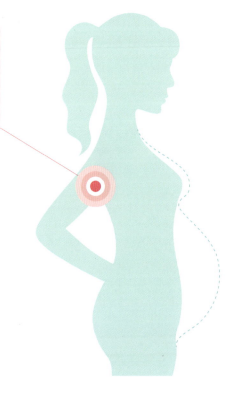

粘贴的标准位置：传感器的金属探头接触腋窝内侧的皮肤，保证在上肢闭合的状态下腋窝可以包住整个孕律基础体温计，位置太靠下无法采集到当天的基础体温值。为了更加舒适的佩戴体验，建议使用前清除腋毛。

建议怀孕后继续佩戴2~3个月

妊娠的前8周孕激素主要取决于黄体的分泌功能，8周后黄体功能逐渐被胎盘取代。事实上，基础体温监测的是孕激素的水平：在妊娠早期，黄体功能突然下降可能导致早期流产，而黄体功能可以通过基础体温有所体现，因此监测基础体温能观察到早期流产的先兆，从而更早采取相关处理措施。

排卵试纸推测排卵日

卵泡是在促卵泡成熟激素（FSH）和黄体生成素（LH）的共同作用下发育成熟的。在排卵前的 24 小时内，黄体生成素会出现一个高峰，排卵试纸就是通过检测这个高峰来确定排卵时间范围的。

备孕女性首先通过月经来锁定易孕期，用最短的月经周期减 18，最长的月经周期减 11 就可以得出答案。例如，你的月经周期是 30～32 天，用 30－18=12，32－11=21，那么，易孕期就是月经第一天开始算第 12～21 天，在这期间使用排卵试纸进行测试即可。

考虑到精子和卵子的存活时间，一般将排卵日的前 3 天和后 3 天，连同排卵日在内共 7 天称为排卵日。所以，排卵日又称为易孕期。在预计排卵前的 3 天内和排卵发生后的 3 天内同房最容易怀孕。

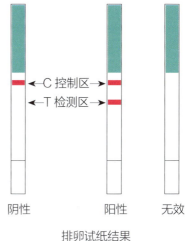

排卵试纸结果

使用方法

1. 用洁净、干燥的容器收集尿液，但不能使用晨尿进行检测
2. 收集尿液前 2 小时应减少水分摄入，因为尿样稀释后会妨碍黄体生成激素高峰值的检测
3. 收集尿液的最佳时间为上午 10 点～晚上 8 点。尽量采用每天同一时刻的尿样。将测试纸有箭头标志线的一端浸入尿液中，约 3 秒钟后取出，平放 10～20 分钟，观察结果

结果判断

阳性：在检测区（T）及控制区（C）各出现一条色带。T 线与 C 线同样深，预测 48 小时内排卵，T 线深于 C 线，预测 12～24 小时内排卵

阴性：仅在控制区（C）出现一条色带，表明未出现黄体生成激素高峰或峰值已过

无效：在控制区（C）未出现色带，表明检测失败或检测条无效

每天测一次，如果发现阳性逐渐转强，就要提高检测频率了，最好每隔 4 小时测一次，尽量测到强阳性，排卵发生在强阳转弱的时候。如果发现快速转弱，说明卵子要破壳而出了，要抓住强阳转弱的机会。

B 超监测排卵日

B 超监测排卵最为直观,可以看到卵巢内有几个卵泡在发育,大小如何,是不是已经接近排卵的时间,等等,但不能确定卵子是否一定会排出。

如何选择 B 超监测的时间

在几种 B 超监测方式中,以阴道 B 超最为准确。通常第一次去做 B 超监测的时间可选择在月经周期的第 10 天,也就是说从来月经第一天开始算起的第 10 天到医院去监测

如何通过 B 超推算出排卵日

卵泡的发育是有规律可循的。经过大量统计得出,排卵前 3 天卵泡的直径一般为 15 毫米左右,前 2 天为 18 毫米左右,前 1 天达到 20.5 毫米左右。这样便可以通过 B 超监测卵泡的大小来推算出排卵日了

特殊情况的发生

有的卵泡发育到一定程度后,不但不排卵,反而萎缩了;有的卵泡长到直径 20 毫米以上仍不排卵,继续长大,最后黄素化(卵泡成熟但不破裂,卵细胞未排出而形成黄体分泌激素)了。出现这些情况都是不正常的,需要治疗

避开黑色受孕时间

1. 蜜月期

新婚前后,男女双方都为婚事操办、礼节应酬而奔波劳累,体力消耗很大,从而降低了精子和卵子的质量。此外,新婚蜜月期性生活频繁,这也会影响精子和卵子在子宫内的着床环境,不利于优生优育。

2. 旅途中

旅行途中颠簸劳累,生活起居没有规律,饮食失调,营养不均衡,睡眠不够,大脑皮层经常处于兴奋状态,会影响受精卵的生长,甚至引起子宫收缩,导致流产或先兆流产,所以不适宜怀孕。

3. 饮酒后

如果饮了酒,最好在停止饮酒 1 个月后再受孕,否则酒精会对生殖细胞造成损害,从而影响胎儿的正常发育。

最佳"受孕姿势",提高命中率

子宫前位的同房方式

对于子宫前位的女性来说,合适的同房方式是男方俯卧在女方身体上,面对面进行。为了增加受孕机会,同房后女方可在臀下垫个枕头,使骨盆向上方倾斜,保持该姿势 1 小时。

子宫后位的同房方式

对子宫后位的女性来讲,同房方式可采用后入式,即男方从女方的后方进入。同房后女方可采用俯卧式,在腹部下垫个枕头,保持该姿势 1 小时。

但无论是子宫前位还是子宫后位,同房姿势都不建议采用骑乘式和坐姿。否则,容易造成射精后精液外流,怀孕的可能性相对降低。

备孕期间调整性生活频率

一般来说,育龄女性在每个月经周期中只排一个卵子。因此,每个月最容易受孕的时间仅仅为排卵前后 3 天。可见,正确地掌握女性易孕期是夫妻生育的关键。

但社会上对这个问题存在着两种截然不同的观点。第一种观点认为既然一个月只排 1 次卵,其他时间不能受孕,那么,应该在每月排卵期过 1 次性生活,其他时间养精蓄锐。第二种观点认为估计的排卵时间恐怕不准确,为了把握受孕机会,要进行极为频繁的性生活,几乎每天 1 次,以期受孕成功。

其实,这两种观点都不对。因为性生活频率过低,精子贮藏时间过长,会出现部分精子老化或失去竞游的活力。女性每月仅排卵 1 次,卵子的受精活力也仅能保持十几个小时的高峰时间,低频率的性生活很容易错过这个宝贵而短暂的受孕机会。

如果性生活频繁,可能会降低精子的活力,还会让夫妻双方身体疲劳,不利于怀孕。所以,备孕夫妻应该规律性生活,平均每周 2~3 次,既保持精子活力,又不错过排卵期。

备孕做足营养准备，孕期不留遗憾

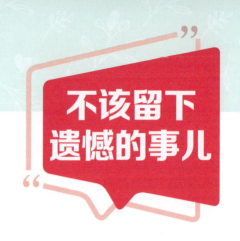

不该留下遗憾的事儿

备孕没减重，宝宝发育不理想

好遗憾呀

宝妈： 我从小胖到大，家里人也没觉得有什么问题，穿衣服好好搭配下也能美美的，所以从来没想过减肥。但是因为备孕时我没有好好减肥，宝宝出生时不仅是低体重儿，而且从小就体弱多病，和别人家孩子比，真是输在了起跑线上。现在想想真是特别后悔。

控制体重，给宝宝足够的生长空间

不留遗憾

马大夫： 肥胖的女性身体堆积了过多的脂肪，特别是腹部脂肪过厚，内脏脂肪也多的孕妈妈，肚子里里外外的大量脂肪占据了胎宝宝的生长空间，宝宝住得憋屈就会影响生长发育，最终导致出生时低体重儿。而且，在胚胎期"受了委屈"的宝宝先天体质差，这可能需要很长一段时间的后天调理。

怀孕第一个月没补叶酸

好遗憾呀

宝妈： 我是意外怀孕，没有备孕，也没有提前补叶酸，怀上一个月才知道怀孕，那时才开始补叶酸，差点错过了补叶酸的关键期。当时真的很纠结，怪自己太粗心大意了，应该备孕，早点补充叶酸，这真的是完全可以避免的事。不过好在我的宝宝很健康，我还挺安慰。

补叶酸时间很关键

不留遗憾

马大夫： 叶酸能有效预防胎儿神经管畸形，补充的时间点很关键，最好怀孕前三个月就开始补充叶酸，同时应该整个孕期和哺乳期都补。如果怀孕后才开始补，也不要过分担忧，胎儿也不一定会有问题，但孕期一定要注意产检，并在产检时把这一情况如实告诉医生。

节食减肥导致月经紊乱
好遗憾呀

饥饿会让身体"关闭"生育功能
不留遗憾

宝妈：没结婚前还不到100斤①，结婚后被老公照顾得太好，一不小心迈过了100斤的门槛，其实也不算胖。但是突然接到大学姐妹团十周年聚会的邀请，我想十年没见，大家肯定一下子就看出我胖了，于是开始节食减肥，让自己快速瘦下来。当时想的是先瘦下来，再恢复正常也不会影响什么，谁知道这么一折腾月经就不正常了，备孕计划也泡汤了。

马大夫：月经期需要更多摄入蛋白质、铁等，节食会让营养素摄入不足，导致营养不良、贫血等问题。身体一旦感知到热量和营养素摄入大幅度削减，就会本能地认为"饥荒来了"，可能出现经血减少、月经推迟，甚至闭经。简单说，饥饿让身体暂时"关闭"生育功能，这是身体自我保护的反应。

因为挑食没能很好地执行饮食计划
好遗憾呀

对饮食要有整体的平衡概念
不留遗憾

宝妈：孕前检查时医生提醒过我属于偏胖，要通过调整饮食来控制体重。我专门咨询了营养科医生，医生给我制订了适合我身高、体重的营养餐，但因为我挑食，没有很好地执行下去。结果孕期体重一直居高不下。

马大夫：营养科的全天膳食食谱推荐是最理想的状态，当执行遇到困难的时候可以灵活替换，比如不爱吃红豆，就吃绿豆；今天的肉总量吃到了上限，那明天就少吃一点，只要有个整体的均衡概念，可以以2天为单位灵活调整，别让吃饭变成完成任务。

---

① 斤：质量或重量单位，1斤=500克。

科学管理体重，增加受孕概率

健康体重标准

判断一个人体重的健康标准通常看三个指标——体重指数（BMI）衡量体重；体脂率判断脂肪含量；腰臀比和腰围身高比判断脂肪的分布情况。

体重指数（BMI）= 体重（千克）÷ 身高的平方（米^2），然后根据自己的体重指数值参照下表，判断自己处于哪种状态。

体重指数（BMI）	健康标准
消瘦	< 18.5
正常	18.5~23.9
超重	24~27.9
肥胖	≥ 28

体脂率需要用仪器来测定，腰臀比和腰围身高比可以自己测量计算。测量腰围，手臂微微弯曲时手肘的位置就是腰部的理想位置，然后测量出一周的围度就。测量臀围，将软尺放在臀部最隆起的地方，然后将软尺两端分别朝着腹部最突出的方向，交叉两端测出臀围。测量身高（以早晨身高为标准），测量时脱鞋、脚跟、臀部、肩部和头部贴墙，挺胸、收腹、腰部尽量挺直，两眼平视，不要仰头，测量从脚底到头部最高点的距离就是身高。再分别计算出比值。

腰臀比和腰围身高比越大，说明内脏脂肪越多。

	健康标准
体脂率	20%~30%
腰臀比	< 0.8
腰围身高比	< 0.5

肥胖或消瘦都不利于怀孕

从生育的角度看,肥胖或消瘦都不利于生育。肥胖往往伴随代谢紊乱、胰岛素抵抗、高脂血症、脂肪肝等。实际上肥胖大多是营养素摄入失衡,好像吃的很多,其实多种维生素摄入严重不足,存在贫血、缺锌、缺钙等问题。这些情况都会影响顺利受孕,而且会增加孕期贫血、妊娠糖尿病、妊娠高血压等妊娠并发症的风险,也可能导致出生时低体重儿、宝宝先天不足等情况。

俗话说"贫瘠的土壤难长出好庄稼",同理瘦弱的妈妈也比较难孕育健康宝宝,而且孕前瘦弱的女性容易生出低体重儿和早产儿。孩子将来也容易出现肥胖、糖尿病等风险。所以,夫妻备孕时应积极地科学管理体重,特别是女性。如果孕妈妈自身身体状态不佳,怎么承担两个人的负担呢?

健康减重策略:少油少盐、一份肉配三份菜,一半主食换杂粮

1 每天主食中白米白面不超过一半,增加粗粮杂豆、薯类。而且主食建议原味烹饪,不加油、盐、糖

2 每天烹调油摄入量控制在25~30克为宜,盐控制在6克以内,远离油炸、油煎的食物

3 多吃蔬菜,特别是耐咀嚼的蔬菜,吃肉时优选鱼肉、鸡肉、瘦牛肉、瘦猪肉。三餐之外用水果和奶类当零食

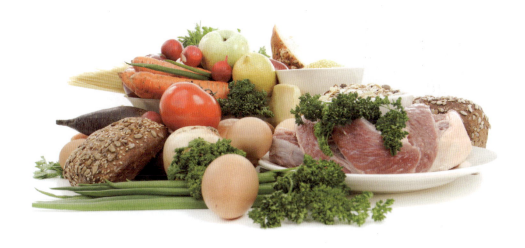

健康增重策略：补充营养、增强肌肉力量

1. 如果家里人大多身材偏瘦，说明可能有不易长胖的遗传基因，属于遗传性瘦体型。只要属于正常体重范围、精力充沛、不爱生病，不用刻意增重。可以在饮食中适当增加富含优质蛋白质的食物，去健身房做增肌锻炼，让身体的肌肉更紧实，以利于孕期负担宝宝的重量和增加将来顺产的概率。

2. 对于饮食正常但是从小骨骼纤细、肌肉薄弱、体力差的女性来说，以增肌为主要目标进行增重。

饮食

- 增加蛋白质丰富的鱼、肉、蛋类食物，保证摄入充足的蛋白质
- 适当增加主食，如平时一小碗米饭的主食量，可以再多吃一小块红薯
- 两餐间加点坚果当零食
- 可以选瘦肉粥、鸡蛋汤、全麦面包等易消化的食物加一餐夜宵

+

运动

- 室外有氧运动，改善心肺功能，促进血液循环，增强体质
- 如果条件允许，选择游泳。游泳对增肌和改善心肺功能特别有益

3. 有一类女性是因为自身消化吸收不良导致的瘦弱，建议先去医院检查，找出问题根源，改善吸收功能。平时饮食要规律、细嚼慢咽，少食生冷、粗硬、油腻的食物。

4. 如果是因为疲劳、工作压力导致的瘦弱，首先要放松身心，安静修养。同时要主要三餐均衡，不能饱一顿饥一顿，也可以去医院营养科让营养师帮助调理。

孕前 3 个月就补叶酸

叶酸可以预防胎儿神经管畸形

叶酸对育龄女性和孕妈妈非常重要，它可以预防胎儿神经管畸形（胎儿大脑和脊椎的严重畸形）。胎儿的神经系统在怀孕的第一个月就开始发育了，也就是说，在还不知道自己怀孕的时候，胎儿就已经开始发育了，如果缺乏叶酸，易引起神经管不闭合而导致以脊椎裂和无脑畸形为主的神经管畸形。所以，女性在孕前 3 个月开始补充叶酸很重要。另外，整个孕期和哺乳期也需要补叶酸，哺乳期每天要达到 550 微克才能满足需要。乳汁中的叶酸含量不足，影响宝宝的大脑发育。

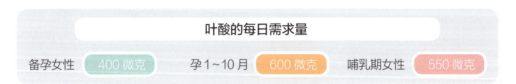

叶酸的每日需求量

备孕女性 400 微克　　孕 1~10 月 600 微克　　哺乳期女性 550 微克

合理补充叶酸可以降低排卵障碍型不孕的发生

女性不孕相关因素中，以排卵障碍和输卵管因素居多。有研究显示，叶酸水平可能会影响卵巢对卵泡刺激素（即促卵泡激素，FSH），补充多元营养素有助于增强女性生育能力。因此，合理补充含叶酸的多元营养素可降低排卵障碍型不孕的发生。营养素的补充要以食物为基础，合理膳食和均衡营养是成功妊娠的物质前提。

营养素	作用	最佳食物来源（每 100 克可食用部分）
叶酸	卵泡刺激素（FSH）	猪肝 425 微克；油菜 149 微克；豌豆 113 微克；鸡蛋 110 微克
维生素 B_{12}	与卵巢对超促排卵的反应相关	猪肝 26 毫克；鸭蛋 5.4 毫克；鸡蛋 3.8 毫克；羊肉 2 毫克
维生素 C	促进卵泡破裂，减少卵丘细胞死亡，提高囊胚发生率	青椒 72 毫克；番石榴 68 毫克；西蓝花 51 毫克
维生素 E	对抗生殖系统的氧化应激损害	黑芝麻 50.4 毫克；葵花子（炒）26.46 毫克；榛子（炒）25.2 毫克

摄取叶酸含量高的食物

人体不能自己合成叶酸，天然叶酸只能从食物中摄取。因此应该牢记这些高叶酸含量的食物，让它们经常出现在餐桌上。

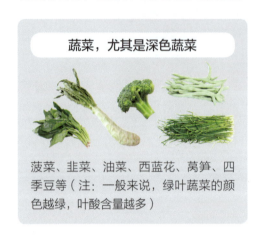

蔬菜，尤其是深色蔬菜

菠菜、韭菜、油菜、西蓝花、莴笋、四季豆等（注：一般来说，绿叶蔬菜的颜色越绿，叶酸含量越多）

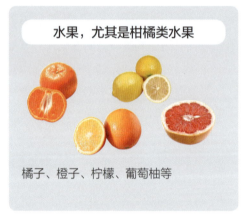

水果，尤其是柑橘类水果

橘子、橙子、柠檬、葡萄柚等

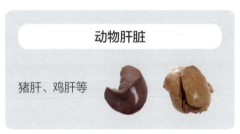

动物肝脏

猪肝、鸡肝等

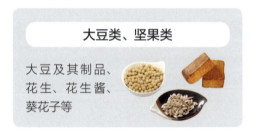

大豆类、坚果类

大豆及其制品、花生、花生酱、葵花子等

食补不足，叶酸片来补充

食物中的天然叶酸具有不稳定性，遇光、遇热容易损失，在储存、烹调加工过程中都会有不同程度的损耗。所以，除了每天选择摄入叶酸含量丰富的食物补充叶酸以外，还应该摄入适量叶酸片。

如果经济条件不宽裕的话，可以补充单纯的叶酸片，有些地区和单位还会发放免费叶酸片；如果经济条件允许的话，就补充多种维生素（在说明书上都会标明叶酸含量）。

叶酸片主要用于纠正膳食叶酸摄入不足的情况，但是不能脱离食物而只依靠叶酸片补充叶酸。一般正常饮食的情况下，每天服用400微克的叶酸片。

叶酸切忌补过量

《中国居民膳食营养素参考摄入量》建议,叶酸的每天最高摄入限量是1000微克,而孕期的摄入量是600微克。因此日常从饮食、叶酸片、营养强化食品中摄取的叶酸总量最好在600微克,最多也不要超过1000微克。选择膳食补充剂的时候一定要注意剂量,不确定的情况下要咨询专业人士。

叶酸过量会消耗体内的维生素B_{12},甚至导致低体重儿等。近年来,人们对叶酸的重视程度已经非常高,叶酸缺乏的孕妇比较少见,门诊中反而出现了一些叶酸过量的孕妇,尤其是做试管婴儿的孕妇和怀多胎的孕妇,更容易出现叶酸过量。如果检查发现叶酸过量了,可以采取隔1~2天服用一次400微克的叶酸片的方法,具体做法要遵医嘱。对于叶酸过量或者可能过量的人群,要及时监测,补多了就停补,定期随诊。

预防宝宝畸形,备育男性也要服叶酸

对于想做父母的夫妻来说,不仅女性需要补充叶酸,男性也需要补充。叶酸在人体内能和其他物质结合成叶酸盐,如果男性体内缺乏叶酸盐,会增加宝宝出现染色体缺陷的概率。此外,一些调查结果显示,男性精子含量低可能与体内缺乏叶酸有关。所以,建议男性备育也补充叶酸。

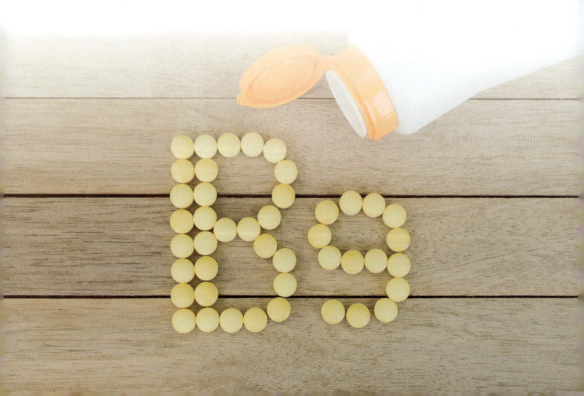

消除贫血很重要

女性是最容易出现缺铁性贫血的人群。女性每月都有月经失血，铁的生理需求量本来就高。如果饮食中富含铁的食物摄入不足，或者为了减肥节食造成肠胃消化吸收能力下降，身体对微量元素吸收率降低，对食物中铁的利用率就随之下降。

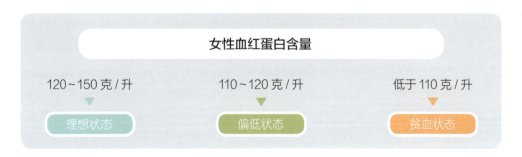

如果孕前不改变铁缺乏状态，怀孕后缺铁状态会更加严重，缺铁性贫血发生率会更高。孕产妇贫血属于高危妊娠。而且，有研究表明，孕期贫血可能影响胎儿智力。因此，最好在孕前进行体检，了解自己血红蛋白水平和铁储备情况。如果发现指标处于不正常或者临界状态，一定要通过提升食物中蛋白质和血红素铁的供应量来改变现状，在孕前将血红蛋白含量调整到理想范围之内，必要时补充铁剂。解决贫血问题之后再怀孕，即使出现孕期贫血也相对好对付。

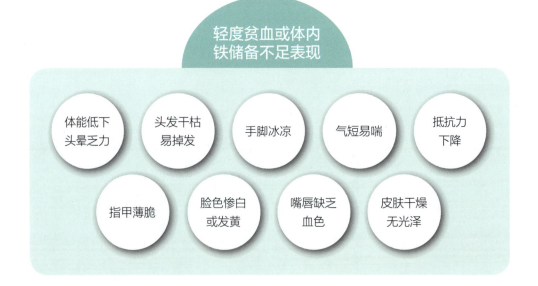

富含铁且吸收率高的食物补铁效果佳

动物肝脏、动物血、各种畜肉等是铁的最佳来源,不仅铁含量比较高,重点是这些食物所含的铁,在人体的吸收利用率高于其他食物。

植物性食物,比如大豆类、蔬菜和谷物中的铁,在人体的吸收率比较差,加上植物性食物中的植酸、草酸等也会影响铁的吸收,因此补铁效果不如动物性食品。但一些含铁量比较高的植物性食物可以作为补铁的次要选择,如黄豆、小米、桑葚、豌豆苗、黑芝麻、木耳等。

补铁搭配补维生素C,促进铁吸收

维生素C可以帮助铁吸收,帮助制造血红蛋白,改善贫血症状。维生素C多存在于蔬果中,如橙子、猕猴桃、樱桃、柠檬、西蓝花等均含有丰富的维生素C。平时可以在进食高铁食物时搭配吃富含维生素C的蔬果,或喝这些蔬果打的蔬果汁,都是增进铁吸收的好方法。

含铁较高的食物(毫克/100克可食部分)

食物	含量
红蘑(干)	235.1
紫菜(干)	54.9
蛏子	33.6
鸭血	30.5
鸡血	25.0
鸭肝	23.1
黑芝麻	22.7
猪肝	22.6
蛤蜊	22.0
冬菜	11.4
冬菇(干)	10.5
苜蓿	9.7
黄豆	8.2
鸡蛋黄	6.5
海带(干)	4.7
猪瘦肉	3.0

叶酸能促进血红蛋白生成

新鲜蔬果中的铁含量较低,但是蔬果中的叶酸可以促进人体生成血红蛋白。贫血的女性可以多吃富含叶酸的蔬果,如菠菜、南瓜、油菜等,以增加造血能力,缓解贫血的症状。

摄入优质蛋白质有利于补血

蛋白质是合成血红蛋白的原料,应注意从膳食中补充优质蛋白质,如瘦肉类、蛋类、大豆及其制品等。这些食物对预防贫血有良好效果,但要注意荤素结合,以免过量食用油腻食物伤及脾胃。

备孕男性摄入富含番茄红素的食材

印度科学家最先发现番茄红素与精子数量有关系，同时番茄红素还与精子的形态以及活力有关。他们发现不育男性的体内番茄红素的含量偏低。接受试验的男性年龄为23～45岁，存在的问题是不育。参加试验者每天服用两次番茄红素，每次2毫克，3个月后，精子的数量和活力均有了明显改善，其中73%的人精子活力提高，63%的人精子形态有所改善。

不能说番茄红素的效果不明显，但也不是100%有效，没有效果的27%的人群可能还存在其他原因。番茄红素属于胡萝卜素类，是植物含的一种天然营养素，因最早从番茄中分离出来而得名。试验结果表明，番茄红素不良反应较少，是一种适合长期服用的保健品。

备育男性摄入天然维生素E

精液质量不佳也是造成不育的常见原因，适量补充天然维生素E，有助于提高精子质量。因为天然维生素E直接存在于精子内而非精浆中，可以使精子免受氧化所造成的形态损伤，对保护精子的正常形态和活力起到很重要的作用，不但能提高精子的成活率，还能降低精子的畸形率。维生素E的每天推荐用量为100～200毫克，备育男性可以每天早晚各服1片100毫克规格的维生素E片。

警惕服用维生素E过量

尽管维生素E对人体有许多好处，但绝不能随意服用，需遵医嘱。滥用维生素E对身体不仅无益，而且可能有害。长期大剂量服用维生素E，可能出现恶心、呕吐、眩晕、视力模糊、胃肠功能及性腺功能紊乱等症状。如果长期大剂量（＞200毫克）服用维生素E，还会诱发血栓性静脉炎、肺栓塞、下肢水肿、免疫力下降等问题。

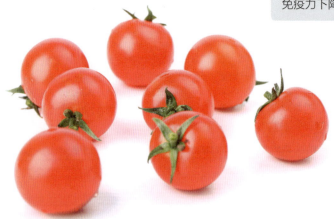

人体自身无法合成番茄红素，只能从番茄等食物中摄取。圣女果中富含番茄红素，且其番茄红素含量是普通番茄的1.7倍。番茄熟吃才有利于补充番茄红素。

备育男性应该远离的杀精食物

多食动物内脏会导致不育

动物内脏，尤其是牛、羊、猪内脏中极有可能含有重金属镉，而镉会导致不孕不育。为了保险起见，备育男性要适量吃动物内脏，每周吃不超过2次，每次不超过50克，而且要保证动物内脏的安全性。

多食加工肉制品和脂肪含量高的乳制品可能影响精子的质量和数量

肉制品在腌制和加工过程中会产生亚硝酸盐。亚硝酸盐是导致身体疲劳、引发癌症的一个重要因素。备育男性大量食用加工肉类、脂肪含量高的乳制品等，会使有害物质集聚在体内，影响精子的质量和数量。

过多食用芥菜可影响性激素分泌

芥菜能利水化痰、解毒祛风，有消肿醒酒的功效。但经常食用或过量食用芥菜，可能抑制性激素的分泌，影响生育能力。

烧烤油炸食物会影响精子的生成

烧烤油炸食物含有致癌物丙烯酰胺，影响睾丸产生精子，导致男性少精、弱精。油炸食物中的重金属镉还会直接对精子产生毒性，即使怀孕了也不能保证胚胎的质量，严重的还会导致胚胎畸形。

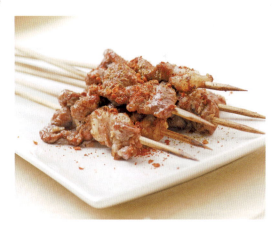

需要注意的是，这里所谓的烧烤食物是指用炭火烧烤的食物，而不是烤箱烤制的，烤箱烤制是一种健康的烹饪方法。

精子的形态与是否生育畸形后代之间没有必然联系

每个男人体内都有"长相"不好的精子，生育力正常的男性，精子正常形态率才15%~25%。但精子的形态与是否生育畸形后代之间没有必然联系。也就是说，体内有畸形精子的男士生出来的孩子并不一定就畸形。但是，好的精子形态却与怀孕概率有直接关系，所以必须果断屏蔽生活中容易伤害精子"容颜"的因素。

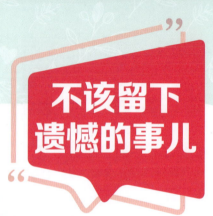

特殊人群备孕指导，不留遗憾安心做妈妈

好遗憾呀 — 孕前没控制好血压，结果得妊娠高血压了

宝妈：可能有点家族遗传的原因，我的血压虽然没有达到高血压的程度，但是一直踩在临界点上，不过身体并没有不舒服的表现，所以我也没太在意血压这个问题。但是怀了宝宝，每次体检都是血压偏高，最后发展成妊娠高血压，整个孕期都过得小心翼翼。

不留遗憾 — 孕前要控制好血压

马大夫：孕前患有高血压的女性怀孕后易患子痫前期，甚至子痫，且症状严重。严重的妊娠期高血压会引起全身许多重大脏器的损伤，出现重大脏器的功能衰竭，如心力衰竭、肾衰竭等，容易早产、流产，引发胎儿发育迟缓、胎儿宫内窘迫，严重的胎死宫内等，也可能危及孕妈妈生命。所以在孕前就应将血压控制在正常范围内。

好遗憾呀 — 血脂偏高，又吃药又限制饮食

宝妈：家人为了做菜口感好，经常用猪油，包饺子都是用猪油拌馅，后来我查出高脂血症，不得不用药，饮食也限制得很严格，甚至不敢吃肉。备孕很久都没有怀上，怀孕了也是各种受限制，真的很痛苦。不知道有没有别的妈妈和我一样，因为乱吃东西导致遗憾。

不留遗憾 — 防治高脂血症要低脂饮食

马大夫：猪油含有高胆固醇、高饱和脂肪酸，长期大量食用很容易引发高脂血症。被诊断为高脂血症后要遵医嘱用药，同时一定要饮食调控，采用低脂饮食。避免食用高胆固醇的蛋黄、动物肝脏，适当食用低脂肪的肉类，比如猪瘦肉、牛肉、去皮鸭肉、去皮鸡肉、鱼等，以免因控制脂肪摄入而影响胎儿生长发育。

高血压患者控制好血压再怀孕

平时血压在 140/90 毫米汞柱或以上（非同日三次测量值）就是患有高血压，需要将血压控制在正常范围内再怀孕。

通过饮食、运动、调整心情来控制血压

出现高血压一定要及时就医，并遵医嘱进行治疗。注意通过低盐饮食、适量运动、调节情绪的方式来控制血压，避免过度劳累、睡眠不足。

慎重吃降压药

在备孕期间，一定要将实际情况告诉医生，并遵医嘱服药，使用适合备孕人群服用的药物。

血糖控制良好 3 个月后再怀孕

糖尿病一般在孕早期对准妈妈及胎儿影响较大，所以多数医生建议至少在血糖控制良好 3 个月之后再怀孕。同时，最好保证肾功能和血压都正常。即便患有糖尿病，女性也要有充足的信心，积极控制血糖，在血糖控制良好后 3 个月再怀孕，相信自己能生下健康宝宝。

密切监测血糖

本身患有糖尿病的女性，孕前或孕期都应及时监测血糖浓度，在医生的指导下服药或打胰岛素。

备孕女性选择胰岛素治疗

目前常用的降糖药可通过胎盘进入胎儿体内，对胎儿影响较大，所以建议备孕女性在医生指导下进行胰岛素治疗。如果在口服降糖药期间意外怀孕，一定要及时更换药物，并检查胎儿是否已经受影响。

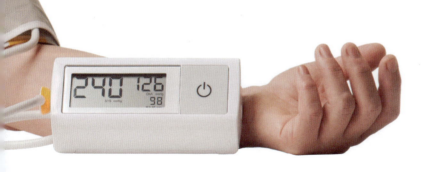

高脂血症患者孕前要详细检查，在医生指导下怀孕

患高脂血症的孕妇发生妊娠糖尿病和妊娠糖耐量降低的概率增高，且高脂血症孕妇出现羊水过多、胎儿宫内窘迫的概率也明显增大。但千万别吓唬自己，这只是说与健康孕妇相比，高脂血症患者患某些妊娠并发症的可能性增大，但并不一定就发生那么多并发症。

产前检查要仔细

患有高脂血症的女性孕前做详细的产前检查，如肝功能、体重指数评价等，医生会根据检查结果指导患者饮食和运动。经过治疗和调理后，可在医生指导下怀孕。另外，有高脂血症病史的女性在产检时应和医生沟通，必要时检测血脂情况。

关键是饮食控制

尽量避免高胆固醇饮食，增大运动消耗量，大多数人都能停药，并顺利怀孕。

适当增加膳食纤维的摄入
膳食纤维能减少胆固醇的吸收，起到降血脂的作用。简单的方法就是饮食中增加绿色蔬菜的比例

供给充足的优质蛋白质
摄入充足的优质蛋白质，有利于高血脂的治疗。牛奶、鸡蛋、瘦肉类、禽类（去皮）、鱼虾、大豆及其制品都是良好的优质蛋白质来源，建议高脂血症患者植物蛋白质的摄入量要在50%以上

过敏体质女性备孕要避免接触过敏原，慎用抗过敏药

过敏体质的女性，体内的免疫系统处于紊乱状态，出现了原本不该出现的抗体，还容易诱发免疫性自然流产，如ABO溶血、磷脂抗体、封闭抗体过低等，这些导致的流产都是和免疫系统相关的。

备孕前要注意避免接触过敏原

过敏体质的人在接触到过敏原时，身体会自动识别并认为这是有害物质，于是激活体内的过敏介导细胞，释放出过敏介质，从而出现各种变态反应表现。因此，过敏体质的备孕女性应尽量避免接触过敏原。常见的过敏原有花粉、灰尘、动物皮毛、海产品等，同时室内要经常通风换气，床单、被褥要经常洗晒。

过敏体质的备孕女性，在吸入干燥冷空气后，会因呼吸道受到刺激而出现气道收缩，所以，在秋冬季节外出时最好戴上围巾和口罩，保护好颈部和口鼻。

孕前3个月别吃抗过敏药

有些过敏反应症状较轻，一段时间后会自行好转，有些则需要靠药物来控制。过敏体质的女性备孕前或备孕时尽量别吃抗过敏药。对于需长期服药的过敏体质女性，备孕阶段最好请专业医师评估药物的安全性。

乙肝患者备孕做好防护也能生健康宝宝

乙肝是乙型病毒性肝炎的简称,病毒性肝炎由肝炎病毒引起,以肝细胞变性坏死为特点的传染性疾病。我国是乙肝高发国,母婴传播是我国乙肝病毒感染的主要途径之一,新生儿是感染乙肝的高危人群,因此提前做好阻断母婴之间的传播能有效预防新生儿感染。

备孕时检查病毒复制和肝功能

夫妻二人在计划怀孕时,不论哪一方患有乙肝,感染的一方都应该去医院做乙肝五项和HBV-DNA(乙肝病毒基因)检查,同时也要检查肝功能。没有感染的一方要检查乙肝五项和抗体滴度,如果没有乙肝抗体或者抗体滴度较低,需要接种乙肝疫苗。

如果乙肝患者体内的病毒处在活跃期,需要先进行抗病毒治疗,降低HBV-DNA的水平,避免在乙肝病毒活跃期受孕。

如果女性是乙肝患者,还应该在孕前检查肝功能,在肝功能正常情况下计划怀孕。

备孕时用药策略

1 如果是女性在服用抗乙肝病毒药物,要采取避孕措施,避免怀孕。同时,在抗病毒治疗期间以及结束后都要检测肝功能,抗病毒治疗结束6个月后,如果肝功能正常,可以怀孕

2 如果是男性在接受抗病毒治疗,可以在治疗结束3个月后,进行精液检查,再怀孕

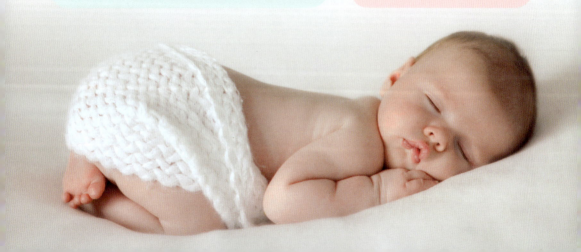

甲状腺功能异常，治疗达标后再怀孕

孕妈妈的甲状腺激素水平对胎儿的发育至关重要，在孕 12 周前，胎儿完全依赖胎盘从母体摄取甲状腺激素，所以孕妈妈的甲状腺激素水平决定了胎儿的神经发育。

甲状腺功能异常产生的后果	甲亢[①]	导致胎儿早产、流产、死胎
	甲减[②]	导致胎儿流产、早产，影响胎儿的骨骼和神经系统发育，导致孩子身材矮小、智力低下

孕前甲状腺功能筛查不可少

甲状腺功能异常的女性怀孕概率比正常女性低。现在有很多治疗甲状腺功能异常的方法都很有效，包括药物和手术等。如果能及时诊断、有效治疗，使得各项指标达标之后，甲状腺功能异常的女性也可以正常怀孕。

所以，孕前进行甲状腺功能筛查非常重要，尤其是高危人群（甲亢者、甲减者、甲状腺叶切除者、有甲状腺疾病家族史者、甲状腺自身抗体阳性者等），更有必要进行甲状腺功能筛查。

有效治疗可平稳甲状腺激素水平

甲减	一般采用替代治疗，将甲状腺激素水平恢复到正常状态，从而恢复正常月经，增加自然妊娠率
甲亢	如果甲状腺不肿大或者轻度肿大，经过 1~2 年规律治疗，用最小剂量的他巴唑（5 毫克／天）或丙硫氧嘧啶（50 毫克／天）维持半年以上，甲状腺功能正常，停药后半年到一年内没有复发，可以怀孕。如果甲亢控制不理想，用最小剂量维持时病情反复，或者甲状腺明显肿大、突眼严重，建议采用手术或放射碘治疗，半年到一年内甲状腺功能正常后再怀孕

---

① 甲亢，甲状腺功能亢进。

② 甲减，甲状腺功能减退。

流产后查明原因再备孕

流产后只要子宫恢复得好，宫腔内没有残留，没有感染，一般不会影响以后生育。但如果是反复性自然流产，一定要查清楚流产的原因；多次人工流产，不孕的风险可能会加大。流产后要保持心情舒畅，注意休息，如果打算再怀孕，可以先到医院进行孕前检查。

自然流产后再怀孕分情况

对自然流产后子宫内膜剥落得比较干净，不需要做清宫手术的女性来说，不会造成子宫损伤，子宫会很快恢复，一般2个月以后可再怀孕。但是，如果进行了清宫手术，需要月经恢复半年以后再怀孕。具体再孕时间要听医生的专业建议。

频繁流产必须查明原因再备孕

如果女性出现3次或者更多的早期流产，需要提高警惕，最好送流产的胚胎组织做染色体检查，了解胚胎的情况，如果结果显示是染色体异常的胚胎，那么自然流产就是一个自然淘汰过程。

频繁流产又被称为习惯性流产，往往是因为女方和男方自身的一些问题引发的，需要到医院查出导致流产的原因。从遗传因素考虑，主要是男方的精子、双方的染色体、女方的卵子及内分泌激素等；还要查ABO血型、妇科疾病、营养问题、代谢问题、内分泌疾病、自身免疫疾病；还要看看有没有病毒感染，如TORCH感染等。要多方面找原因，把可能的因素排除后再备孕、怀孕。但是目前医学认识是有局限性的，只有不到一半的夫妇能够检查出反复自然流产的原因。

早产一年后再考虑怀孕

早产后，身体需要调整一段时间才可能完全恢复。因为只要一怀孕，就开始进入妊娠过程，身体各器官都会为适应怀孕而发生相应的变化，如子宫逐渐增大变薄、卵巢增大、停止排卵、乳房增大、心排血量增加、血压发生变化、循环血容量增加、心肺负担和功能增强、内分泌系统发生变化等，有些器官的完全恢复可能需要很长的时间。因此，早产最好在一年后再考虑怀孕。

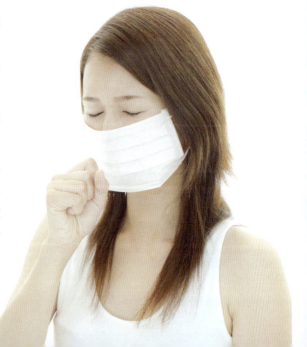

胎停育后，再备孕需做检查

胎停育后，首先做的是清宫，然后调养身体，最好3个月以后再考虑怀孕。为了孕育健康的宝宝，胎停育后有必要做一些检查来确定身体状况。

如果是胚胎染色体有问题，就做正常的孕前检查即可。具体的检查项目需要临床医生根据个人情况而定，一次胚胎停育不增加以后胚胎停育的风险。但随着年龄增大，这种风险会越来越高，还是应该考虑跟时间赛跑，尽早准备再要宝宝。

坐"小月子"，为再孕做好身体准备

女性流产后需要坐个"小月子"，即调养身体1个月，使身体机能尽快恢复正常，为再次怀孕做好充分的准备。

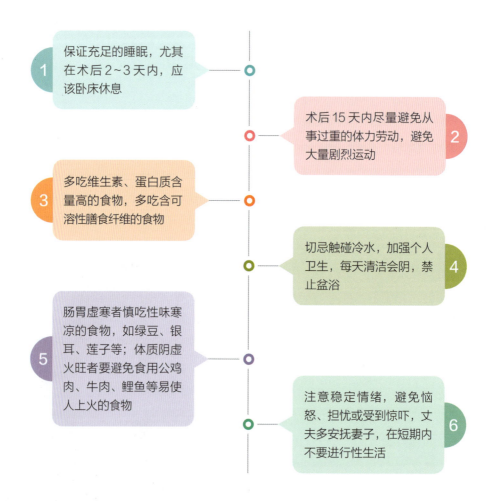

1. 保证充足的睡眠，尤其在术后2~3天内，应该卧床休息
2. 术后15天内尽量避免从事过重的体力劳动，避免大量剧烈运动
3. 多吃维生素、蛋白质含量高的食物，多吃含可溶性膳食纤维的食物
4. 切忌触碰冷水，加强个人卫生，每天清洁会阴，禁止盆浴
5. 肠胃虚寒者慎吃性味寒凉的食物，如绿豆、银耳、莲子等；体质阴虚火旺者要避免食用公鸡肉、牛肉、鲤鱼等易使人上火的食物
6. 注意稳定情绪，避免恼怒、担忧或受到惊吓，丈夫多安抚妻子，在短期内不要进行性生活

宫外孕手术后半年内避孕并常复查

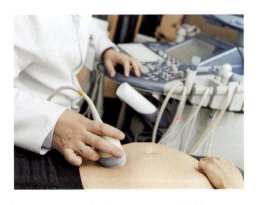

宫外孕术后半年之内要避孕，让身体逐渐恢复，同时要做输卵管造影等相关检查，确诊输卵管是否畅通，排除盆腔炎、腹膜炎等妇科炎症，以确定是否具备正常怀孕的条件。

宫外孕手术后，正常怀孕的概率很高，但10%的女性会再次发生宫外孕。因此有过宫外孕史的女性，如果再次妊娠，最好在怀孕50天后做一次B超检查，根据孕囊及胎儿心脏搏动所处的位置，可以判断是宫内妊娠还是宫外妊娠，以便在早期消除隐患。

注意调养，增强抵抗力

1. 劳逸结合，不要从事重体力劳动，尽量减少腹压，便秘者想法解决便秘的问题

2. 避免酒、干姜、胡椒、辣椒等辛温燥热的食物，以免伤阴耗液而影响身体健康

3. 尽量少去公共场所，注意保暖，预防感冒，适量运动，增强抵抗力

4. 保证膳食平衡，满足身体正常的消耗需求，进食优质蛋白质、高膳食纤维、易消化的食物，可多吃鸡肉、猪瘦肉、蛋类、奶类和大豆及其制品等；多吃新鲜的蔬果，保证身体对维生素的需求

5. 注意个人卫生，特别是在经期要注意防止生殖系统感染，以免发生炎症而引起宫外孕，每周用洁阴用品冲洗阴道一次以上的女性容易出现盆腔感染，有宫外孕的危险，正确的做法是每天用干净的温水清洗外阴，每天换内裤，保证清洁与干燥

不可忽视的心理备孕

不该留下遗憾的事儿

紧张、焦虑，怀不上

好遗憾呀

放松心情备孕，自然水到渠成

不留遗憾

宝妈：总听姐妹们说怀孕压力好大，当时很不能理解，找个排卵日让老公交"公粮"不就好了吗？等到自己备孕才知道，真是"亚历山大"，被周围人三番五次催问搞得我俩一听到"怀孕、孩子"，全身都要发抖，折腾了一年都没怀上。去医院检查，建议我俩先放松再备孕。

马大夫：焦虑抑郁的情绪不仅会影响精子或卵子的质量，使受孕概率降低。即使怀孕了也会影响孕妈妈激素的分泌，使胎儿不安、躁动，影响胎宝宝的生长发育。因此，备孕的夫妻一定要保持心情放松，可以参加比较舒缓的瑜伽课程，也可以通过健身来缓解压力，调节心情。

压力大，让怀孕变成空欢喜

好遗憾呀

压力过大会导致假性怀孕

不留遗憾

宝妈：我和老公恋爱很多年才结婚的，结婚的时候不管是感情还是经济都比较稳定，所以商量好婚后就要孩子。但是备孕很长时间也没怀上，看着别人抱着可爱的宝宝，心里无比羡慕。有次月经没有准时来，还不想吃东西、恶心、想吐，以为自己怀孕了，欢天喜地去医院检查，结果告诉我是"假孕"。

马大夫：太想要孩子，每天朝思暮想，严重的会导致下丘脑及脑垂体的功能紊乱，月经停闭，还会出现挑食和呕吐的反应，这是"假性怀孕"，是心理因素在作怪。有时突发停经也可能是妇科疾病造成的，最好去医院做一次检查。因此，备孕夫妻要先缓解过大的心理压力。

高龄女性做好孕前准备，照样可以顺利怀孕

怀孕生孩子这事，对女性来说年龄超过 35 周岁（分娩时）就算高龄了。但是现代女性独立自主性更强，晚婚、晚育已经变成一种社会现象，可以说，很大一部分女性都在高龄才准备生宝宝。这部分女性就会纠结，年纪大了是不是不容易怀了？生孩子还安全吗？

年龄在一定程度上反映出卵子的状态，但并不是说高龄女性就一定产生"老卵子"，难怀孕。均衡营养，养成良好的运动习惯，保持正常体重，即使到了"高龄"也可以拥有"年轻的卵子"。

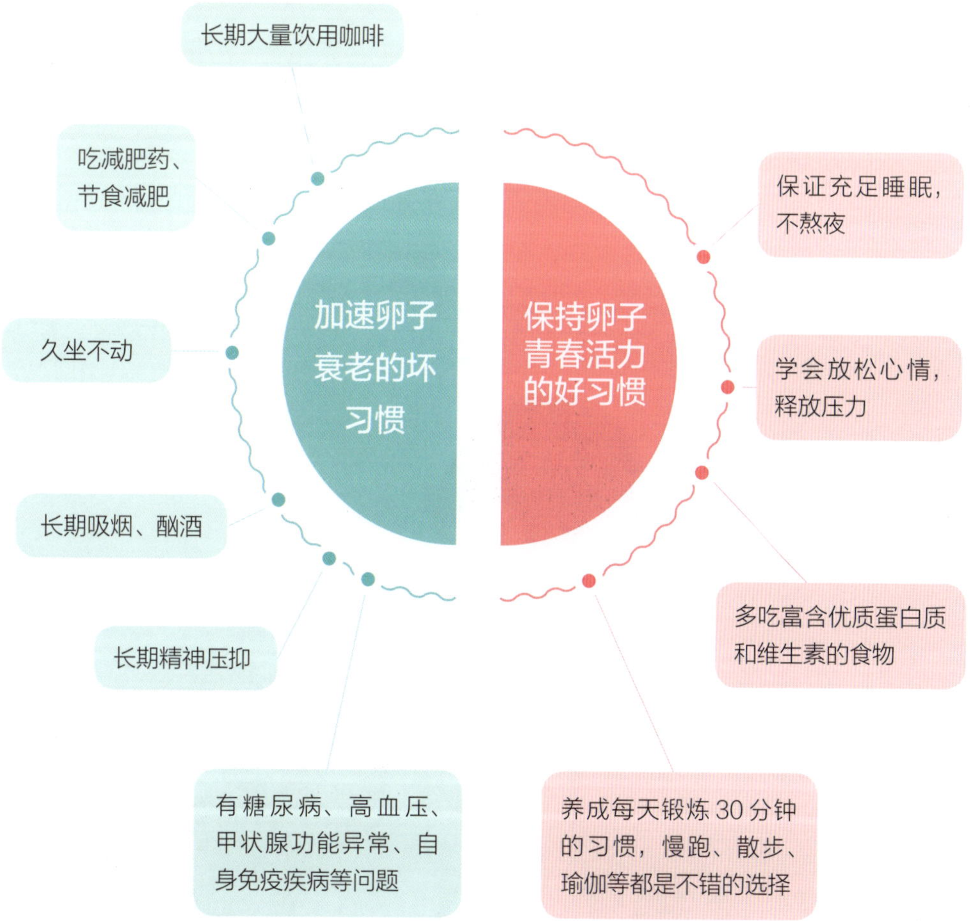

加速卵子衰老的坏习惯
- 长期大量饮用咖啡
- 吃减肥药、节食减肥
- 久坐不动
- 长期吸烟、酗酒
- 长期精神压抑
- 有糖尿病、高血压、甲状腺功能异常、自身免疫疾病等问题

保持卵子青春活力的好习惯
- 保证充足睡眠，不熬夜
- 学会放松心情，释放压力
- 多吃富含优质蛋白质和维生素的食物
- 养成每天锻炼 30 分钟的习惯，慢跑、散步、瑜伽等都是不错的选择

备育男性的心理准备必不可少

虽然是妈妈十月怀胎生下宝宝，但是没有爸爸贡献"精子"，宝宝也不会到来。所以生宝宝这件事儿爸爸不能置身事外，还是要提前做好各种心理准备。

影响正常性生活的心理准备

从受孕到妊娠的最初3个月是胚胎发育的初始阶段，胎盘尚未形成，附着在母体子宫内并不牢靠，一不小心就会流产。所以，在此阶段，要尽量控制或禁止性生活，尤其是有婚后多年不孕和曾经有过自然流产史这些情况。预产期前1个月，子宫对外界的刺激比较敏感，性生活容易导致早产和感染，也应禁止性生活。另外，怀孕中期虽然可以过性生活，但是应该减少次数并降低强度。

可见，怀孕必然会对夫妻的性生活产生影响，准爸爸要体谅孕妈妈，不要仅仅为了一时的欢愉伤害胎宝宝和孕妈妈。

承担家庭责任的心理准备

宝宝的降临意味着目前生活方式的转变，在带来喜悦的同时也会增强责任感，爸爸妈妈在宝宝的喂养、教育、健康、安全等方面都需要付出很多时间和心血。或许爸爸妈妈要因此失去很多自由，有时还会因此影响事业的发展，备育男性都有所心理准备。

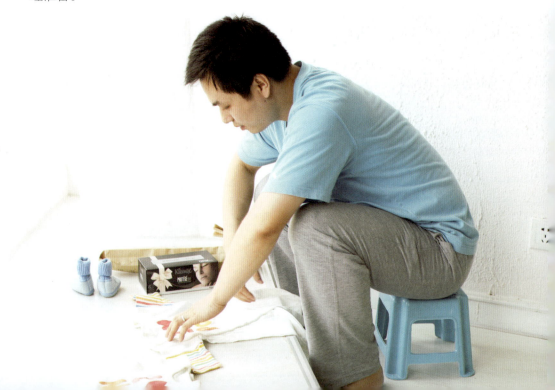

放松心态,"种宝宝"水到渠成

研究表明,正常夫妇一个月内受孕成功率为20%～50%;三个月内受孕成功率为57%;半年内成功率为72%;一年内成功率为90%。换句话说,有90%的夫妻在一年内基本能自然受孕成功。因此,不要把怀孕当成一场艰巨的任务,不必为此背上思想包袱。在备孕过程中,要尽量放松心态,及时调整和转移不良情绪。

别专职在家"造人"

越来越多的女性认识到,压力、生活不规律、生活节奏太快会影响到女性受孕,因此通常经济条件比较好的家庭会让妻子找个闲职或者干脆辞职,专门在家"造人"。但是调查结果显示,这种女性往往更容易患上备孕期心理焦虑症。

为了迎接宝宝的到来,可以适当减少出差、加班,放弃更有诱惑力的工作机会,做出一些舍弃的选择,但是不建议完全没有自己的生活,拿"造人"当事业。

记住9个妙招缓解压力

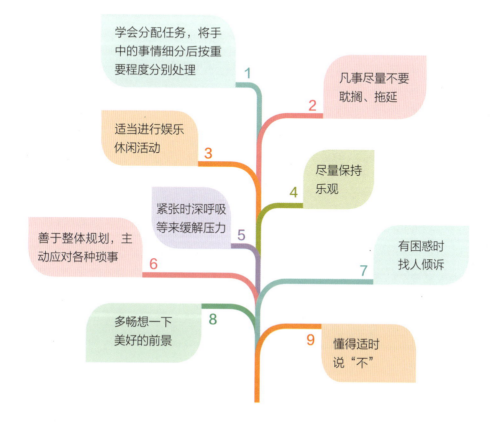

1. 学会分配任务,将手中的事情细分后按重要程度分别处理
2. 凡事尽量不要耽搁、拖延
3. 适当进行娱乐休闲活动
4. 尽量保持乐观
5. 紧张时深呼吸等来缓解压力
6. 善于整体规划,主动应对各种琐事
7. 有困惑时找人倾诉
8. 多畅想一下美好的前景
9. 懂得适时说"不"

总也怀不上，应该怎么办

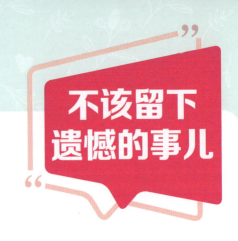

不该留下遗憾的事儿

 好遗憾呀 以为自己不孕，紧张得不行

宝妈： 自从跟老公计划要宝宝，真是每个月都兢兢业业算排卵日，勤勤恳恳耕耘，但是1个月、2个月、3个月……没中标。因为备孕之前我们做过检查，身体都没有问题，好几个月怀不上，我觉得可能是自己有问题，赶忙去医院检查。最后医生给我解释一番，轻松好多。

 不留遗憾 不要轻易给自己贴上不孕的标签

马大夫： 不孕不育症的诊断有明确的规定：夫妻未采取避孕措施，规律地进行性生活，如果1年内未孕，才会诊断为不孕症。有的备孕夫妻尝试3个月未孕，就不淡定了，开始去医院看"不孕症"。备孕的夫妇要保持平和的心态，放松心情，相信宝宝一定会来的。

 好遗憾呀 滴虫阴道炎导致的不孕

宝妈： 备孕都快一年了，肚子还没有动静，开始也没着急，想等着就好了，怀宝宝也是看缘分的吧。有次跟姐妹闲聊，她得知我跟我老公备孕前都没做检查，就建议我去医院诊查下。结果查出有滴虫阴道炎，其实是有症状的，只是自己大意了，因此迟迟没能怀上。

 不留遗憾 妻子得了滴虫阴道炎，丈夫也要治

马大夫： 滴虫阴道炎可以吞噬精子，并阻碍乳酸生成，杀死阴道中的精子，所以说滴虫阴道炎可能导致不孕。男性在感染滴虫后通常无症状，不易发觉，从而成为感染原。如果妻子得了滴虫阴道炎，丈夫也应同时进行治疗，并且在治愈前避免无保护措施的同房。

排查不孕情况

对于拥有规律性生活的健康夫妻来说，每月大约有1/5的机会怀孕，约有90%想要孩子的夫妻会在1年内最终受孕，另外10%不能怀孕的夫妻就被称为不孕不育夫妻。

有关不孕症的诊断年限，国内外的生殖医学专家尚未有统一意见。以往，国内曾以2年为限，近年来，这个年限趋于缩短。受结婚及生育年龄的后延以及环境因素的影响，世界范围内的不孕人口都在增加。为了临床上早诊断、早治疗，世界卫生组织在1995年编写的《不孕夫妻标准检查与诊断手册》中规定，不孕症的诊断年限为1年。这一规定逐渐得到了医学界的认同。所以，如果想要孩子而1年内还没有怀孕，就应该及时就诊。

输卵管不通引起不孕

女性输卵管不通是引起不孕的一个重要原因。导致输卵管不通的主要原因有输卵管炎、输卵管水肿、输卵管闭塞、输卵管狭窄、输卵管伞部拾卵障碍以及子宫内膜异位症。

遇到这些情况如何治疗，要看具体情况。通液、中药和理疗（微波、敷盐等）治疗简便，没有太多不良反应，一般的医院都能做；腹腔镜和输卵管镜插管则对设备和医生的经验有一定的要求。

滴虫阴道炎会引起不孕

滴虫阴道炎可以吞噬精子，并阻碍乳酸生成，杀死阴道中的精子，所以说滴虫阴道炎可能导致不孕。甲硝唑是临床上治疗滴虫阴道炎的常用药物，可以通过口服及阴道用药治疗。

滴虫阴道炎经常会在月经后复发，因此每次月经结束后要复查阴道分泌物。经过3次检查，滴虫均为阴性，才能说是治愈。同时要注意外阴清洁，最好每天清洗外阴，勤换内裤。为避免重复感染，内裤及洗涤用毛巾要在沸水中浸泡5~10分钟，以消灭病原体。不要去公共场所洗澡、游泳；有外阴瘙痒症状时，可用中药外阴洗剂坐浴，不要抓挠，以免外阴皮肤黏膜破损，发生感染。

> **不孕和不育的区别**
>
> 不孕和不育是有区别的。不孕主要是由于精子或卵子的异常、生殖道的障碍使精子与卵子不能相遇、结合或着床。不育是指有过妊娠，但均以流产、早产、死胎或死产而告终，也就是精子与卵子已结合，在子宫内膜着床后，因胚胎或胎儿生长障碍、娩出障碍或新生儿死亡而导致不能获得存活的婴儿。有时，不孕和不育是很难区分的，常被笼统地称为不孕症。习惯上，把女性病因引起的不孕称为女性不孕症，男性病因致配偶不孕者称为男性不育症。

男性不育引起不孕

1. 生殖器官发育异常

阴茎先天性发育异常，包括先天性阴茎发育不全、隐匿阴茎、无阴茎、小阴茎、异位阴茎等，均因不能勃起而无精液射出。即使勃起，但因其过小而致使不能生育。

尿道的先天性异常，包括尿道上裂和尿道下裂、先天性尿道憩室和狭窄，都会使精子不能输入女性阴道而造成不育。

睾丸先天性异常，包括睾丸缺如、睾丸发育不全、隐睾、异位睾丸等，都因无精子或精子质量低下而导致不能生育。

输精管发育不全而形成的精道梗阻、精囊发育不全等附属性腺功能异常，也可导致不育。

生殖器的损伤和畸形也可能造成不育。

2. 生殖系统感染

男性生殖系统可发生急性和慢性感染。急性感染常见的有急性睾丸炎、附睾炎、精囊炎、尿道炎、前列腺炎等，均可因急性炎症的病理变化，使精子的质量与输送通道发生问题而影响生育。

慢性炎症可由急性炎症治疗不彻底而造成，多是因特异性感染所致，如由结核、淋病、梅毒、麻风等引起，因病程长，并多呈增殖样改变，因此易使精子的生成或输出发生障碍。

3. 精索静脉曲张

精索静脉曲张在男性中并不少见，患者有腹部下坠感。此病会影响睾丸功能，与男性不育有密切的关系。

4. 内分泌紊乱

下丘脑、垂体、睾丸是调节男性性活动的主要内分泌腺，又被称为下丘脑－垂体－睾丸轴。这三个腺体的任何一个腺体发生病变都可能影响男性的内分泌而导致功能紊乱。

5. 慢性营养不良

精子的生成与蛋白质、维生素A、维生素D、维生素E及锌、锰、钙、磷的质与量有密切关系。其中，锌元素与精子的生长关系最为密切，一次房事活动会消耗600~1000微克锌。所以，要多吃畜瘦肉、鱼、虾、动物肝等食物来补充营养成分。

6. 男性肥胖会影响生育能力

因为脂肪增多会使健康的精子数量减少，肥胖的人体温较高，从而影响精子生成的环境。另外，肥胖影响身体的激素分泌，进而影响精子的数量和质量，使生育能力降低。

7. 其他生活因素

过频的手淫容易导致精子数量和精液总量减少，从而造成不育。阴囊温度过高、裤子太紧、房事过频、情绪心理因素、常骑摩托车或自行车等均可能导致男性不育。

可以选择人工受孕的情况

利用体外受精技术产生的婴儿称为试管婴儿，这些孩子也是在妈妈的子宫内长成的。

哪些人适合做试管婴儿

- 输卵管不通的女性
- 激素分泌不平衡，而且已经尝试过其他治疗都没有怀孕的女性
- 有无法解释的不孕
- 男方精子数量少或精子质量差
- 夫妻双方携带特殊的遗传疾病基因

25~35岁女性试管婴儿成功率高

试管婴儿技术治疗成功率一般是由临床妊娠率来判定的，即临床妊娠周期占胚胎移植周期的比例，而临床妊娠指胚胎移植后28~30天阴道超声观察到宫腔内妊娠囊。受患者的选择、临床治疗方法、实验室技术等因素影响，不同的试管婴儿中心成功率有所差异，一般试管中心移植周期的成功率是30%~50%，部分试管中心移植周期的成功率60%~70%。25~35岁的女性试管婴儿的成功率要高于平均水平（30%~40%），有的能达到50%以上。35岁以后，成功率会逐渐下降，40岁时成功率只能达到20%左右。

做试管婴儿前的检查和准备

1. 在试管婴儿移植前，需要女方在月经来潮的第2~4天抽血化验女性激素水平，间接测定卵巢储备能力。

2. 输卵管通畅性检查的报告：子宫输卵管碘油造影的X光片、B超下通液的报告、腹腔镜检查或开腹手术的医院证明均可。

3. 是否排卵的检查：一年内的子宫内膜病理报告和近期3个月的基础体温单。

4. 近半年来男方的精液常规试验室检查报告。

5. 男女双方进行有关传染病和性病的筛查，内科疾病的筛查体检等。

6. 做试管婴儿移植前，还必须准备好结婚证、身份证、计划生育服务证明才能进行。

上述资料齐全后，可到医院就诊。正式进入周期前，在预期月经来潮前10天就诊，再次妇科检查，进行试验移植，探测子宫腔深度及移植胚胎时导管方向。

做试管婴儿必须经过审核批准

试管婴儿技术并不是任何人都可以做，而且也不是所有医院都开展这项业务。国家对开展试管婴儿技术的医院也同样有法律要求，要开展此项技术，必须要经过国家相关部门的审核批准才可以。所以有资质的医院都是经过认可的，医疗质量也是过关的。

来自天南海北的备孕问题大汇集

1 孕前检查能用婚前检查代替吗?

马大夫答：婚前检查是指结婚前，对男女双方进行常规体格检查和生殖器检查，以便发现疾病。需要注意的是，不能以为婚前检查过关就不用做孕前检查了。孕前检查基本上可以涵盖婚前检查的内容，如体格检查、妇科生殖器检查、慢性疾病检查等，而血液、染色体等可以排除女性病毒感染的检查项目、男性染色体平衡异位的检查项目，则是婚前检查中没有的。此外，很多新婚夫妇由于各种原因，婚后并没有马上要小孩。夫妻俩在婚检时一切正常，但到妻子怀孕时往往已间隔了一段时间，夫妻俩的身体状况已发生了变化，应到医院做孕前检查。

2 怀孕概率与子宫前位或后位有关吗?

马大夫答：有一种说法是，子宫前位容易受孕，子宫后位不容易怀孕，其实不是这样的。子宫后位的受孕概率和子宫前位是一样的。子宫后位如果不伴有其他症状或不适，多半是生理性的，不用担心，不需要任何治疗，没有一个人会因为子宫后位去做手术。受孕率也不受影响，绝大多数是可以顺利怀孕的，而且生完宝宝后也不会对身体产生影响。如果是子宫直肠陷窝粘连导致子宫后位，就会伴随深部性交痛、痛经、白带过多、小腹疼痛、腰酸背痛、不孕等。子宫直肠陷窝粘连可以通过腹腔镜检查确诊。

3 听说有容易让人怀孕的营养品，这是真的吗?

马大夫答：市面上出现了各种各样的营养品，声称服用后更易怀孕，个人并不推荐备孕女性服用这类营养品。目前没听说国家批准这样的营养品上市，而且过量摄入营养品会产生一定的不良反应，还可能产生依赖性。健康的做法就是从各种天然食物中摄取不同的营养物质。

怀孕篇

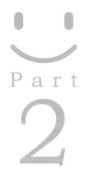

Part 2

孕1月
看着不像孕妇，但真的"升级"了

胎宝宝成长记录

1. 胎宝宝只是一个小胚芽。孕1周是从末次月经的第一天开始算的，所以前2周还不存在新生命。
2. 第3周开始，一个强壮的精子来到女性体内，遇到卵子，结合成为受精卵。不断分裂的受精卵需要5~7天才逐步在子宫内着床。

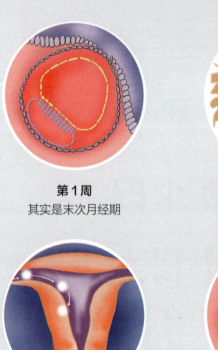

第1周
其实是末次月经期

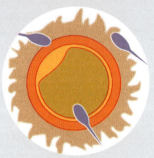

第2周
精卵结合期

第3周
受精卵完成着床

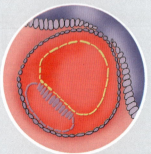

第4周
在子宫安营扎寨

孕妈妈身体状态

1. 有的孕妈妈会有乳房硬硬的感觉，乳晕颜色会变深，乳房变得敏感，触碰时可能疼痛。
2. 大多数孕妈妈在这个月可能还没什么特别的感觉。
3. 孕妈妈的卵巢继续分泌雌激素，促进乳腺发育。

胎宝宝所需的重点营养

重点营养	胎宝宝的情况	食物来源
叶酸、维生素D、蛋白质	受精卵初步形成,并不断移动、分裂,为着床做准备	**叶酸**:绿叶蔬菜,比如菠菜、芹菜、油麦菜等,以及橘子、橙子等柑橘类水果 **维生素D**:海鱼、蛋黄、鱼肝油、奶油、动物肝脏、牛奶 **蛋白质**:畜瘦肉、去皮禽肉、鱼、虾、大豆及其制品、蛋类

孕妈妈所需的重点营养

重点营养	孕妈妈的情况	食物来源
铁	补铁能避免孕妈妈因缺铁导致的缺铁性贫血,有利于胎儿的健康发育	**铁**:动物肝脏、动物血、瘦肉、芝麻酱、大豆及其制品等
水	充足的饮水有助于清理肠胃,提高对营养的吸收和消化能力	**水**:白开水
维生素C	改善孕妈妈易疲劳的症状,提高免疫力	**维生素C**:鲜枣、猕猴桃、橙子等新鲜水果,以及番茄、青椒等

可能需要的补充剂

叶酸片
每天 400 微克
孕早期

蛋白粉
每天 约30克
孕吐严重的孕妈妈

哪些征兆预示可能怀孕了

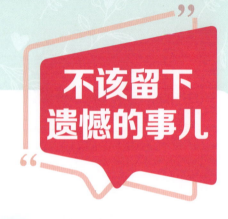

怀孕了，误以为是感冒
好遗憾呀

宝妈：一直按照不来"大姨妈"作为怀孕的信号，后来才知道如果"大姨妈"周期不准，就会出现"自己觉得时间没到但其实已经怀了"的情况，我就是这样。有几天没精神，还有点发热，觉得自己是感冒了，还好我不轻易吃药。只喝热水休息，后来发现怀孕了。

怀孕和感冒不要傻傻分不清
不留遗憾

马大夫：怀孕初期一些征兆有些像感冒，如体温升高、头痛、精神疲乏、脸色发黄等，还会感觉特别怕冷，很容易让没有经验的女性当成是感冒来治疗，如果打针、吃药，可能会给胎宝宝带来伤害。所以，备孕女性如果出现类似感冒症状，先确认是否已经怀孕，以免错误用药。

不知道怀孕了，还喝了酒
好遗憾呀

宝妈：知道自己怀孕的时候已经1个月了，而且这1个月里还因为参加好姐妹婚礼，喝了点酒，整个孕期都经常担心会不会造成不好的结果。虽然宝宝最终顺顺利利降生了，也很健康，但每想起来我还是很难释怀。

必须向产检医生详细说明
不留遗憾

马大夫：酒精可能会通过孕妈妈血液进入胎盘，导致胎儿发育缓慢，甚至畸形、智力低下，所以怀孕了不应该喝酒，这是毋庸置疑的。如果在不知道怀孕的情况下喝了酒，必须跟产检医生讲明情况，并告知饮酒量、饮酒时间等，让医生综合评估，以便于有针对性地安排一些检查。再次提醒备孕夫妇，有怀孕打算了就要戒烟戒酒，以免留下遗憾。

身体发出的怀孕信号

"大姨妈"迟到了1周

如果月经周期一贯稳定、准时、规律,突然晚了一周还没来,如果近期有过同房的事实,就应当引起高度警惕了:这个时候,极有可能怀孕了。但也不能因此下定论,因为也有环境变化或精神刺激因素引起月经推迟的可能。

总是犯困,感觉疲乏

如果突然很容易就感到劳累、疲倦,睡眠需求也有所增加,有可能是怀孕后体内激素变化造成的。

恶心呕吐,对气味敏感

如果突然对某种气味变得敏感,比如炒菜的油烟味、汽车的汽油味、香水味等,甚至看到某样食物都会感到恶心、呕吐,应该考虑是不是怀孕了。

体温持续轻度增高

一般来说,排卵前基础体温较低,排卵后基础体温会升高,并且会持续12天。如果体温升高状态持续3周以上,基本上就可以确定为怀孕了。

排尿增多了

尿频主要是因为怀孕时体内的血液以及其他液体量增加,导致更多的液体经过肾处理排入膀胱成为尿液。随着孕期的推进,不断长大的胎宝宝会给膀胱施加更大的压力,怀孕早期的尿频症状可能会持续下去。

乳房出现变化

怀孕后乳房变化很像月经前期的变化,而且更加明显。一般乳房在怀孕4~6周后开始增大并变得更加敏感,乳头、乳晕颜色加深,乳晕上细小的孔腺变大。

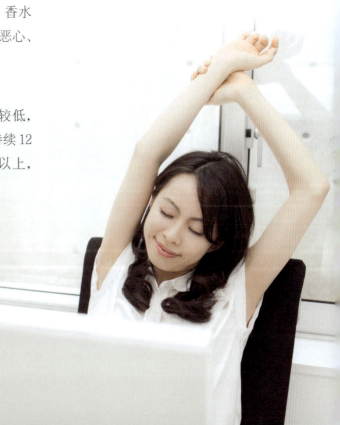

早孕试纸验证准确性更高

怀孕10~14天时可以测出来

早孕试纸其实就是利用尿液中所含的HCG（人绒毛膜促性腺激素）进行检查，HCG是怀孕女性体内分泌的一种激素，这种激素存在于尿液及血液中。一般的验孕棒或早孕试纸就是利用装置内的单株及多株HCG抗体与尿液中的抗原结合发生反应，判定怀孕与否。

要知道怀孕多久能用早孕试纸验出是否怀孕，就必须先了解怀孕之后多久分泌HCG。

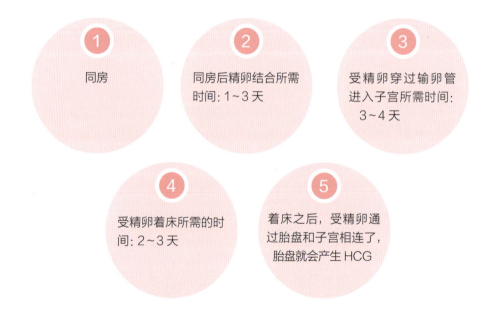

由此可见，最早在受精后7天尿液中才会有HCG，但这时候浓度很低，不易测出，至少再等2~3天，也就是受精后10天，HCG浓度高一点才能测出来。如果排卵时间和着床时间都推迟了，那么可能需要14天左右才能通过早孕试纸测出是否怀孕。

验晨尿，颜色一样的"两道杠"说明怀孕了

早晨和晚间用早孕试纸可能对结果有一定影响。一般，早晨的尿液中HCG值最高，所以许多早孕试纸的说明书也都建议采用晨尿检测。用早孕试纸测试晨尿，如果是一条红线，证明没有怀孕；如果出现两条红线，是否怀孕也要看情况。

用早孕试纸测试,如果出现这样一种情况——两条红线,一深一浅,这就是弱阳性,说明并不一定怀孕了。在很多情况下,女性体内的HCG值都会升高而使早孕试纸显示弱阳性。

在非常情况下,如绒毛膜癌、支气管癌和肾癌等,体内也会分泌HCG,尿液检测可能呈现弱阳性。妊娠3个月后,HCG水平下降,尿液检测有时会出现阴性或弱阳性。

早孕试纸太敏感。排卵期时女性的HCG值会达到高峰,排卵后将恢复到正常水平,然而在临近下次月经前,这个值会升高一点,如果用的早孕试纸太敏感的话,很容易显示出浅浅的检测线。所以,当第一次测到了弱阳性后,一定要重新检测几次,或者直接去医院确认。

用早孕试纸测试,如果是两条红线,颜色一样深的话,说明是怀孕了,但是也建议去医院验血确认。

怎么做提高早孕试纸的准确性

为使早孕试纸检测结果准确,在使用时应注意下面几项。

1. 在进行测试前必须仔细阅读使用说明书,按照说明书的步骤使用

2. 使用前将试剂条和尿样标本恢复至室温(20~30℃)

3. 从原包装铝箔袋中取出试剂条,在1小时内应尽快使用

4. 将试剂条按箭头方向插入尿液标本中,注意尿液液面不能超过试剂条的标记线

5. 约5秒后取出平放,30秒至5分钟内观察结果

6. 测试结果应在3分钟时读取,10分钟后判定无效

使用早孕试纸别被"诈和"

市面上有各种各样的早孕试纸和验孕棒,验孕的原理都是一样的,购买的时候一定要买正规厂家的正规产品,以免检测结果不准确。

另外,在测试的时候注意细节可以让测试结果更准确,比如尿液标本应现采现试,别用久置的尿液,用晨尿测试,测试前夜尽量少喝水,不要使用过期的试纸以免影响检测结果。

HCG 检测最准确

解读 HCG 检测单

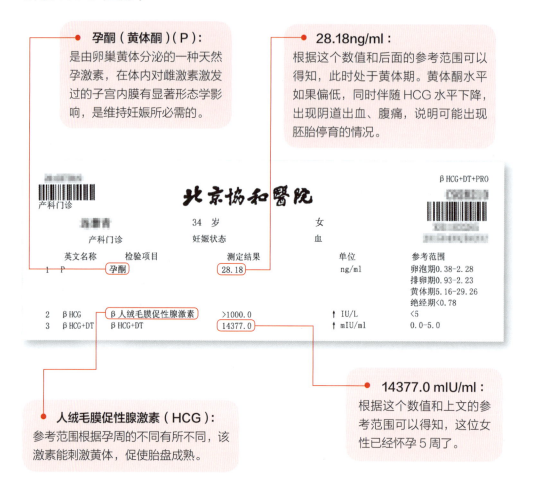

HCG 和孕酮是孕期的两个重要数据。HCG 在受精卵着床后,也就是大概受精一周后产生,但起初量少,不易测出,直到受精后 10~14 天日益明显。完整的 HCG 是由胎盘绒毛膜的合体滋养层产生的,HCG 能刺激黄体产生孕酮,HCG 和孕酮协同作用,保护胚胎并使其获得养分。通过 HCG 和孕酮这两组数据可以监测胚胎的发育情况。

血检和尿检是检测 HCG 的方法

受精卵着床后,滋养层细胞分泌 HCG,进入血中和尿中。测定尿液或血液中的 HCG 含量能协助诊断早孕。尿检一般自行监测,通过早孕试纸测定即可(也可以去医院做)。血液定量检查 HCG 值,比早孕试纸更准确,医院常常抽血检测 HCG 来确定是否怀孕,根据 HCG 数据判断胚胎是否正常。

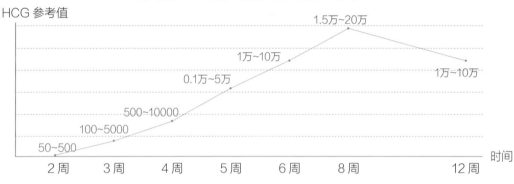

HCG 在妊娠的前 8 周上升很快,大约 8 周以后逐渐下降,大约 20 周时相对稳定。

HCG 不存在高与低的说法,只有翻倍好不好之分

每个人因体质和受精卵着床时间不同,HCG 水平是不一样的,所以 HCG 不能和别人比,只能和自己比。比如有的孕妈妈怀孕 4 周的时候 HCG 只有几十,有的孕妈妈却能达到几百,不要因此担忧。

真正准确的是,自己和自己比,也就是看翻倍情况。比如第一次监测是 100,那么隔天再去验血能达到 200,就表示 HCG 翻倍正常,证明胚胎是健康的。HCG 翻倍的时间不是固定的,每个人的翻倍时间也不同,隔天翻倍只是个大概,有的人快,有的人慢。

计算好预产期，知晓宝宝安全出生的时间范围

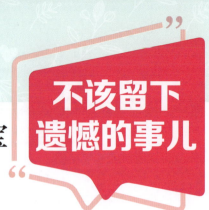

不该留下遗憾的事儿

 特别纠结预产期

好遗憾呀

宝妈： 知道成功怀孕的那一刻特别兴奋，迫不及待地计算预产期。但是我之前月经一直不太规律，而且也没有记录月经周期的习惯，感觉自己算的预产期特别不靠谱。去医院的时候产科医生也给出了预产期，但是我就特别纠结到底是哪一天生宝宝的问题，而且整个孕期我都为此纠结。

 预产期不是精确的分娩日期

不留遗憾

马大夫： 据统计，只有53%左右的女性在预产期那一天分娩，所以不要把预产期这一天看得过重。在孕38~42周出生都是正常的，80%~90%的孕妈妈都在这个时间段内分娩。虽然并不是说预产期这个日子肯定生，但计算好预产期可以知晓宝宝安全出生的时间范围，进入孕37周应随时做好分娩准备，但不要过于焦虑，如果到了41周还没有分娩征兆，可以住院观察或听从医生安排。

 不会算预产期

好遗憾呀

宝妈： 之前听闺蜜说算预产期感觉好轻松，轮到自己，感觉怎么那么复杂呢，可能是我自己月经周期不规律，算不明白，最后直接按照医生说的日期记住了。但是，不会算预产期也是自己的一个小遗憾，直到现在都觉得遗憾不已。

 可以直接看预产期日历

不留遗憾

马大夫： 虽然生活需要点仪式感，但也不用太纠结于形式，不管用什么方式知道预产期，只要记住就可以了，等待宝宝安全降生才是关键。如果自己算不明白，可以直接看看书中的预产期日历。

怎么推算预产期

确定怀孕了，孕妈妈最想知道的就是宝宝何时出生。根据预产期预算法则，从最后一次月经的首日开始往后推算，怀孕期为 40 周，每 4 周计为 1 个月，共 10 个月。

计算预产期月份

> 月份 = 末次月经月份 − 3（相当于第 2 年的月份）或 + 9（相当于本年的月份）

例如：末次月经日期是 2018 年 5 月，预产期就应该是 2019 年 2 月。

预产期日期的计算

> 日期 = 末次月经日期 + 7（如果得数超过 30，减去 30 以后得出的数字就是预产期的日期，月份则延后 1 个月）

例如：末次月经日期是 2018 年 5 月 15 日，所以预产期就应该是 2019 年 2 月 22 日。

月经周期长短

孕早期超声显示的胎儿大小与孕周是直接相关的。一般来说，胎芽的长度加上 6.5 相当于你的实际孕周。如果胎儿大小与停经孕周不符合，需要重新核对，计算预产期。一般预产期的推算和孕周的估计都是以 28 天的月经周期为计算基础的，一般 28 天的月经周期是在月经第二周排卵受孕的。因此具体计算时还要结合个人月经周期长短，适当进行修正。

1
如果月经周期比较长，比如每 1.5 个月（六周）来一次月经，那么你的排卵期就可能在月经的第四周，预产期就可能推后两周

2
还有的女性月经周期不规律，可能提前一周或者错后一周，那么你排卵和受孕的时间可能会提前或者错后一周，预产期也可能提前或者错后一周

3
还有一种情况，就是把阴道出血误以为是月经，就需要结合前一次月经时间来综合判断了

嫌麻烦不想算，就看预产期日历

黑色数字：代表末次月经的起始日期。
黑字右上角的浅色日期：代表预产期。

1月 (Jan)

			1 10/8	2 10/9
3 10/10	4 10/11	5 10/12	6 10/13	7 10/14
8 10/15	9 10/16	10 10/17	11 10/18	12 10/19
13 10/20	14 10/21	15 10/22	16 10/23	17 10/24
18 10/25	19 10/26	20 10/27	21 10/28	22 10/29
23 10/30	24 10/31	25 11/1	26 11/2	27 11/3
28 11/4	29 11/5	30 11/6	31 11/7	

2月 (Feb)

			1 11/8	2 11/9
3 11/10	4 11/11	5 11/12	6 11/13	7 11/14
8 11/15	9 11/16	10 11/17	11 11/18	12 11/19
13 11/20	14 11/21	15 11/22	16 11/23	17 11/24
18 11/25	19 11/26	20 11/27	21 11/28	22 11/29
23 11/30	24 12/1	25 12/2	26 12/3	27 12/4
28 12/5				

3月 (Mar)

			1 12/6	2 12/7
3 12/8	4 12/9	5 12/10	6 12/11	7 12/12
8 12/13	9 12/14	10 12/15	11 12/16	12 12/17
13 12/18	14 12/19	15 12/20	16 12/21	17 12/22
18 12/23	19 12/24	20 12/25	21 12/26	22 12/27
23 12/28	24 12/29	25 12/30	26 12/31	27 1/1
28 1/2	29 1/3	30 1/4	31 1/5	

4月 (Apr)

			1 1/6	2 1/7
3 1/8	4 1/9	5 1/10	6 1/11	7 1/12
8 1/13	9 1/14	10 1/15	11 1/16	12 1/17
13 1/18	14 1/19	15 1/20	16 1/21	17 1/22
18 1/23	19 1/24	20 1/25	21 1/26	22 1/27
23 1/28	24 1/29	25 1/30	26 1/31	27 2/1
28 2/2	29 2/3	30 2/4		

5月 (May)

			1 2/5	2 2/6
3 2/7	4 2/8	5 2/9	6 2/10	7 2/11
8 2/12	9 2/13	10 2/14	11 2/15	12 2/16
13 2/17	14 2/18	15 2/19	16 2/20	17 2/21
18 2/22	19 2/23	20 2/24	21 2/25	22 2/26
23 2/27	24 2/28	25 3/1	26 3/2	27 3/3
28 3/4	29 3/5	30 3/6	31 3/7	

6月 (Jun)

			1 3/8	2 3/9
3 3/10	4 3/11	5 3/12	6 3/13	7 3/14
8 3/15	9 3/16	10 3/17	11 3/18	12 3/19
13 3/20	14 3/21	15 3/22	16 3/23	17 3/24
18 3/25	19 3/26	20 3/27	21 3/28	22 3/29
23 3/30	24 3/31	25 4/1	26 4/2	27 4/3
28 4/4	29 4/5	30 4/6		

末次月经起始日　预产期

7月 (Jul)
		1 4/7	2 4/8		
3 4/9	4 4/10	5 4/11	6 4/12	7 4/13	
8 4/14	9 4/15	10 4/16	11 4/17	12 4/18	
13 4/19	14 4/20	15 4/21	16 4/22	17 4/23	
18 4/24	19 4/25	20 4/26	21 4/27	22 4/28	
23 4/29	24 4/30	25 5/1	26 5/2	27 5/3	
28 5/4	29 5/5	30 5/6	31 5/7		

8月 (Aug)
		1 5/8	2 5/9		
3 5/10	4 5/11	5 5/12	6 5/13	7 5/14	
8 5/15	9 5/16	10 5/17	11 5/18	12 5/19	
13 5/20	14 5/21	15 5/22	16 5/23	17 5/24	
18 5/25	19 5/26	20 5/27	21 5/28	22 5/29	
23 5/30	24 5/31	25 6/1	26 6/2	27 6/3	
28 6/4	29 6/5	30 6/6	31 6/7		

9月 (Sep)
		1 6/8	2 6/9		
3 6/10	4 6/11	5 6/12	6 6/13	7 6/14	
8 6/15	9 6/16	10 6/17	11 6/18	12 6/19	
13 6/20	14 6/21	15 6/22	16 6/23	17 6/24	
18 6/25	19 6/26	20 6/27	21 6/28	22 6/29	
23 6/30	24 7/1	25 7/2	26 7/3	27 7/4	
28 7/5	29 7/6	30 7/7			

10月 (Oct)
		1 7/8	2 7/9		
3 7/10	4 7/11	5 7/12	6 7/13	7 7/14	
8 7/15	9 7/16	10 7/17	11 7/18	12 7/19	
13 7/20	14 7/21	15 7/22	16 7/23	17 7/24	
18 7/25	19 7/26	20 7/27	21 7/28	22 7/29	
23 7/30	24 7/31	25 8/1	26 8/2	27 8/3	
28 8/4	29 8/5	30 8/6	31 8/7		

11月 (Nov)
		1 8/8	2 8/9		
3 8/10	4 8/11	5 8/12	6 8/13	7 8/14	
8 8/15	9 8/16	10 8/17	11 8/18	12 8/19	
13 8/20	14 8/21	15 8/22	16 8/23	17 8/24	
18 8/25	19 8/26	20 8/27	21 8/28	22 8/29	
23 8/30	24 8/31	25 9/1	26 9/2	27 9/3	
28 9/4	29 9/5	30 9/6			

12月 (Dec)
		1 9/7	2 9/8		
3 9/9	4 9/10	5 9/11	6 9/12	7 9/13	
8 9/14	9 9/15	10 9/16	11 9/17	12 9/18	
13 9/19	14 9/20	15 9/21	16 9/22	17 9/23	
18 9/24	19 9/25	20 9/26	21 9/27	22 9/28	
23 9/29	24 9/30	25 10/1	26 10/2	27 10/3	
28 10/4	29 10/5	30 10/6	31 10/7		

表中3月、4月、5月、7月，与公式计算法相比，预产期可能相差1~2天。之所以出现这种情况，是因为公式计算法是按照经期为28天的标准计算的，而预产期日历是以实际日期逐日推算的，并且有的月份天数不一样。孕妈妈可以根据实际情况自行选择方便于自己的推算法。

构建生命初期1000天的起始营养

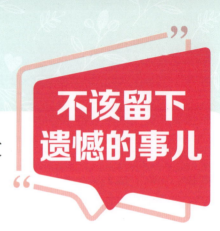

不该留下遗憾的事儿

 怀孕了吃得比较任性
好遗憾呀

宝妈：我怀孕的时候胃口特别好，想吃什么就吃什么，没有严格限制，炸鸡啊、烤串啊，我都没有刻意回避。因为我觉得不吃不开心，而且我认为想吃的时候一定是身体缺这个东西了，觉得没必要回避。

 好的饮食习惯更安全
不留遗憾

马大夫：孕妈妈怀孕后消化系统受到影响，有的时候身体会发出提醒信号，主动补营养素，比如很想吃肉的时候，可能身体需要蛋白质了。但身体不会总准确提醒你该吃什么，不该吃什么，所以建立正确的饮食习惯才是最安全有效的。

 孕期挑食，孩子出生后也挑食
好遗憾呀

宝妈：我爱吃肉不爱吃菜，怀孕后是碰上肉就多吃一些，看到蔬菜总是勉强下咽，吃得量远远不够推荐量。不知道是不是因为我怀孕时挑食，孩子现在两岁半了，也明显不爱吃蔬菜，排便不太好，经常便秘。

 好的饮食习惯更安全
不留遗憾

马大夫：孕期饮食均衡的孕妈妈，能给胎儿提供更全面更丰富的营养，而获得全面营养的胎儿出生后体质会更好。从饮食习惯的角度看，孕妈妈的饮食行为也会潜移默化地传递给孩子，不挑食不偏食的妈妈更有利于培养一个不挑食不偏食的宝宝。

保证优质蛋白质，特别是必需氨基酸的供应

孕早期是胚胎发育的关键期，此时必需氨基酸缺乏或供给不足，会引起胎儿生长缓慢，甚至畸形。因为胚胎自身不能合成氨基酸，只能由母体供给，所以孕早期要摄入足量优质蛋白质（包括所有人体必需氨基酸种类）。优质蛋白质的氨基酸种类齐全，在人体的吸收率高。鱼、瘦肉、奶类和大豆类是优质蛋白质的主要来源。

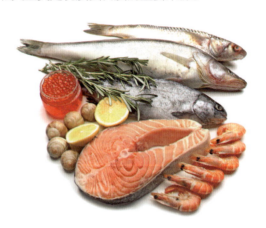

在吃鸡蛋羹时可以添加肉末、虾仁；也可以喝酸奶、牛奶等，能更好地满足营养需求。除大豆蛋白质以外，谷类、红豆等植物性食物中，只含有部分必需氨基酸，要将不同种类的食材搭配才能获得全部必需氨基酸。比如谷类与豆类搭配，做成豆粥、豆饭等，都是很好的搭配。

有神经管畸形妊娠史的孕妈妈要增加叶酸量

一般孕妈妈在正常饮食的前提下，每天服用400微克的叶酸片就可以了，但是有不良妊娠史，曾经生育过畸形胎儿以及MTFHR（亚甲基四氢叶酸还原酶）缺陷的孕妈妈，需要适当加量。一定要特别对产检医生说明情况，并按照要求剂量服用，该补的时候补，该停的时候停，定期复查。

每天增加110微克碘的摄入量

孕妈妈如果碘摄入不足，所生成的甲状腺素无法满足胎宝宝的需要，会影响其发育，严重的会损害胎宝宝的神经系统。建议孕妈妈食用碘盐，同时每周吃1~2次海带等含碘高的海产品。但也不要过量食用，每天摄入碘230微克就够了，即在孕前120微克的基础上再加110微克。

每天摄入盐6克	再摄入100克鲜海带
可获得120微克碘	可补充110微克碘

不用特别补,保持营养均衡就好

现在生活条件好,食物种类丰富,孕妈妈只要平时不挑食、不偏食,各种食物都吃,摄入营养全面,就能够满足孕早期胎儿发育了。怀孕前3个月,所需营养与平时相差不多,孕妈妈自身的营养储备即可满足需要,不需要特别补充营养。

营养均衡主要是通过膳食搭配来满足所需的热量和各种营养素,日常生活中的食物要保证热量和各种营养素含量充足,种类齐全,比例适当,确保供给的营养素与机体的需求两者之间保持平衡。

但是,如果孕前饮食不规律,现在要纠正。因为好的饮食习惯是保证母胎健康的基础,如果怀孕之前饮食习惯很不好,不按时按点吃饭,饥一顿饱一顿,不吃早餐,那么在孕期就要刻意调整了,否则不仅容易造成肠胃不适,还会影响胎宝宝的生长发育。

奶及奶制品
300克

水
1500~1700毫升

蛋类
40~50克

大豆类及坚果类
25~35克

蔬菜类
300~500克
(深色蔬菜占一半)

水果类
200~350克

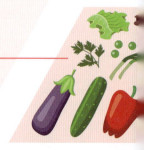

谷薯类
250~400克
全谷物和杂豆50~150克;
薯类50~100克

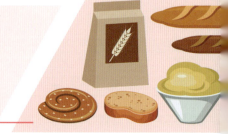

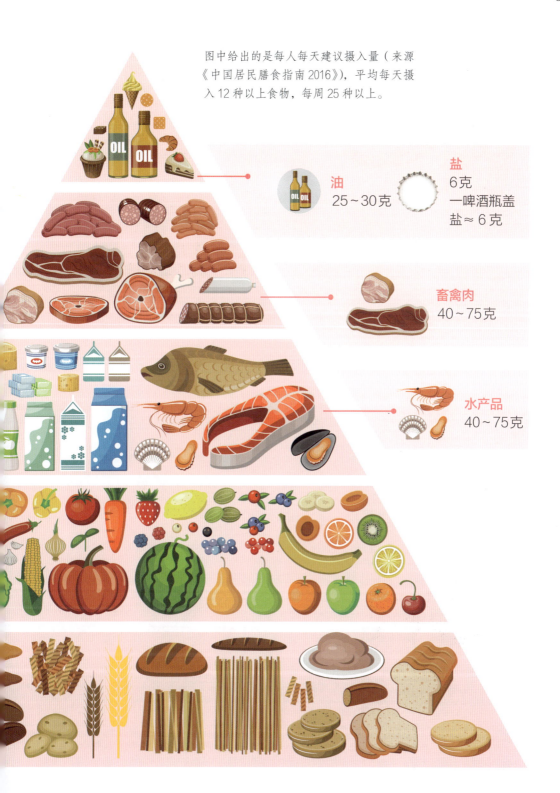

孕1月优选食物

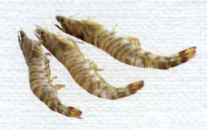

海虾
富含的蛋白质、维生素D和钙可以为孕妈妈和胎宝宝补充充足的营养，促进胎宝宝脑部发育和骨骼发育。

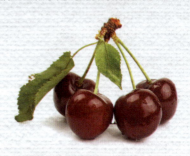

樱桃
属于含铁高的水果，建议孕期常吃些樱桃。另外，樱桃中富含具有抗氧化作用的花青素，对胎宝宝和孕妈妈的健康都有好处。

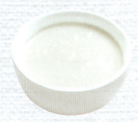

酸奶
富含益生菌、蛋白质等，帮助调节肠道菌群，适合食欲不振的孕妈妈。

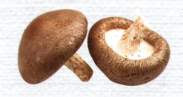

香菇
富含铁和B族维生素，可以缓解孕期不适，还能增强孕妈妈的免疫力。

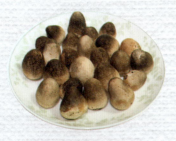

草菇
有助于促进新陈代谢，能提高抗病能力。

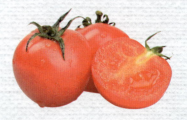

番茄
含维生素C、番茄红素、有机酸等成分，可以为孕妈妈补充身体所需营养和水分，有助于提升食欲。

鲜虾茄子煲

材料 鲜虾400克，茄子300克。
调料 洋葱30克，红椒1个，葱末、姜末、蒜末、豆瓣酱、蚝油、淀粉各适量。

做法

1. 茄子去蒂洗净，切长条，蘸匀淀粉；红椒去子，洗净，切块；洋葱洗净，切块；鲜虾洗净，去掉虾须，挑去虾线。
2. 煲锅内倒入植物油烧热，放入葱末、姜末、蒜末及豆瓣酱炒香，加入鲜虾炒至变色，再放茄条、蚝油，翻炒至茄条七成熟时，加入红椒块、洋葱块，翻炒3分钟，加少量温水，盖盖烧开后，转中火炖4分钟左右即可。

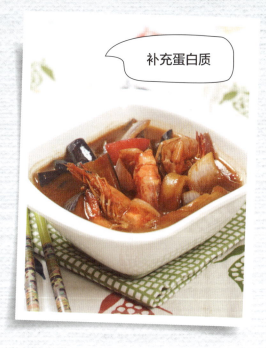

补充蛋白质

香菇什锦豆腐

材料 香菇50克，干木耳10克，竹笋150克，豆腐350克。
调料 盐2克，白糖、蚝油各适量。

做法

1. 豆腐切块；香菇洗净，去蒂，切块；干木耳用温水泡发后洗净，去掉没有泡发的部分，撕成小朵；竹笋洗净，切块。
2. 油烧热后，先倒入香菇和木耳翻炒，再倒入竹笋翻炒，倒入没过食材的清水，大火烧开后加入豆腐，再放入蚝油，小火稍炖5分钟，加盐、白糖调味即可。

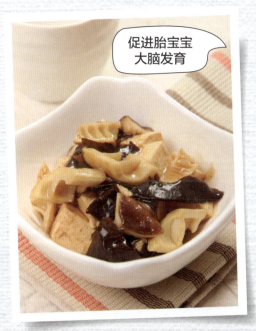

促进胎宝宝大脑发育

需要特别关注的孕期保健重点

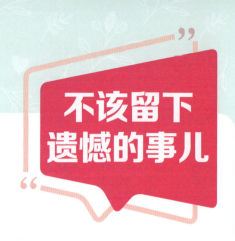

不该留下遗憾的事儿

好遗憾呀 不知道怀孕吃了避孕药

宝妈： 宝宝的到来有点像"意外惊吓"，因为一直采取避孕措施，就一次没采取措施就成功中招了。本来是高兴的事儿，可是一想我之前不知道怀孕的情况下还吃了一回避孕药特别揪心，去医院各种检查后还是决定要宝宝，整个孕期都很担心，还好宝宝生出来很健康。

不留遗憾 可遵循"全或无"定律

马大夫： 一般情况下可遵循"全或无"定律，解释为"不是生存，就是死亡"。定律是这么说的，若用药是在胎龄2周内，对胎儿的影响或者是因药物导致胚胎死亡，或胚胎不受影响，就能继续正常发育。也就是说在这时期用药，只要胚胎不死亡，就能正常发育。但是，如果对用药的时间比较模糊，最好去医院检查，在医生指导下决定是否保胎。

好遗憾呀 孕期感冒不吃药导致鼻炎

宝妈： 我怀孕的时候，很排斥吃药打针，生病就硬撑。最严重的是怀孕6个月的时候得了重感冒，流鼻涕、咳嗽拖了差不多一个月才好，最后落下了鼻炎了的毛病。

不留遗憾 遵医嘱，该吃药吃药

马大夫： 怀孕后一旦感冒，孕妈妈总是很纠结，不知道该不该吃药。普通感冒一般一周可自愈；流行性感冒也能自愈，也可能需要药物治疗。不管何种感冒，都要多喝水、多休息，病情轻的时候尽量不吃药，但当病情威胁大于药物威胁的时候应就医，遵医嘱服药。

安全用药，远离致畸因素

不同药物在人体的代谢是不同的，有备孕计划的女性在怀孕前3个月要谨慎用药，在确定怀孕后更要慎之又慎。但是当病情的威胁大于药物威胁的时候，应遵医嘱考虑用药，所以孕妈妈一定要正确看待孕期用药这件事。

药物最易致畸的几个阶段

孕0~2周
这个阶段为细胞增殖早期，胚胎尚未分化，用药的结果可能导致流产，但不导致畸形。也就是说只要没有发生流产，妊娠就可以正常进行

孕3~12周
这个阶段为致畸高度敏感期，是胎儿各器官高度分化、迅速发育的时期，对药物最敏感，可导致各种畸形，为致畸高度敏感期。在这一阶段，避免用不必要或者不恰当的药物

孕12周后
此时胎儿大部分器官已形成，药物的致畸作用明显减弱，但神经系统和生殖系统容易受到药物影响

怀孕以后一旦生病了，医生可能会根据孕妈妈的情况使用一些临床常用的孕期安全用药（"安全"药物是指美国食品药品监督管理局FDA规定的孕期安全分级为A级和B级的药物，目前中国孕期安全用药尚无安全分级）。

孕期用药应遵循的原则

1. 生病时及时就诊，将病情及怀孕的情况如实告知医生

2. 根据医生的处方到取药处取药时要仔细核对，不要拿错，还应仔细阅读说明书，并向医生问清楚用法用量，以及服药期间有哪些禁忌

3. 根据药盒上的存放要求妥善存放药物

4. 谨遵医嘱按时吃药，不要自行改变用法用量，甚至停药

5. 药未吃完之前，原有的包装盒及说明书应尽量保存，如医生处方上对用法用量有特殊标注的，也需保存

6. 服药期间有任何不适反应，应及时就医

科学孕动,养出棒宝宝

一旦怀孕,如何安胎就成了孕妈妈最关注的问题之一。这期间,孕妈妈不仅要注意生活有规律,饮食有营养,心情要愉快,要注意休息,同时,适度放松运动也是必要的。

摇摆摇篮,放松身体、愉悦心情

1 取坐姿,最好是坐在软垫或是毯子上,两脚脚心相对,上身挺直,双手交握,握住脚尖。

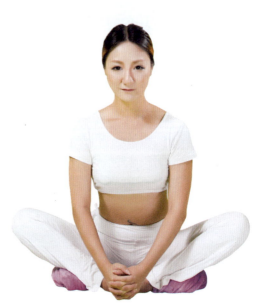

2 双手双臂保持不动,整个上半身向右摆动,然后依次按照后、左、前的顺序自然摆动一圈,停下来休息1~2秒,再重复动作3~5次。期间两腿可随身体而动。

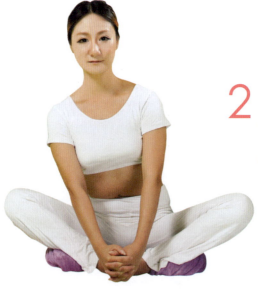

来自天南海北的
孕期问题大汇集

1 孕妇奶粉含有叶酸，可以跟叶酸片一起吃吗？

马大夫答：一般来说，孕期每天补充叶酸片 400 微克，再加上每天膳食中摄入的叶酸基本够用了。至于在此基础上再摄入其他食品时，强化的叶酸是否会造成过量，不同的人会有不同的结果。如果每天摄入的孕妇奶粉中叶酸的量不超过 400 微克，即总补充量不超过 800 微克，从理论上说没有问题。但具体到每个人，最好进行血清或红细胞叶酸的检查，并根据检查结果，由医生来决定个体化叶酸的摄入量。

2 怀孕后出现少量出血和褐色分泌物怎么办？

马大夫答：受精卵在着床的时候会导致少量出血，呈褐色，这是正常现象，不用担心，只要多休息就行了。但是如果出血颜色鲜红，甚至在少量出血的同时还伴有腹痛，这种情况就不正常了，可能是宫外孕、先兆流产、葡萄胎等异常妊娠，需要尽快就医诊断。

3 明明确定怀孕了，可是在月经期又见红是怎么回事儿？

马大夫答：有些已经怀孕的女性，到了正常月经的那天见红了，这时候不要紧张。如果发现流血很快止住了，血量又不多，这是正常的。事实上，大约 20% 的女性怀孕后会在孕早期有少量出血，其中绝大多数胎宝宝都是正常的。如果出血多，伴随腹痛症状，就需要尽快去医院就诊。

4 野生食物更健康吗？

马大夫答： 一些野生的食物是有健康隐患的，比如有毒蘑菇、有毒野菜，因此不要随便吃来源不明的野生蘑菇，也不要轻易尝试那些自己不认识的野菜。

5 我的早孕反应比较大，基本就是坐或躺，运动少，出现了便秘，偶见大便出血，怎么办？

马大夫答： 这是怀孕带来的"甜蜜负担"之一，先通过吃香蕉、酸奶、红薯、青菜等进行饮食调养，同时养成良好的排便习惯，尽量打起精神来，一般都会收到不错的效果。如果这样还不管用，可在医生指导下使用开塞露或其他药物，不可随意服用泻药，否则可能引起流产。

6 听说怀孕后需要吃更多的奶制品，是这样吗？

马大夫答： 胎宝宝的生长发育需要吸收大量钙，这会使得孕妈妈的血钙含量降低。虽然孕妈妈的机体会自动分泌一种激素，提高钙的吸收率，使孕妈妈血钙恢复正常。但是，这一时期孕妈妈会将钙尽量优先补给胎宝宝，所以孕妈妈适当吃奶制品还是十分必要的。每天奶摄入量300~500克即可，也不必过多。

怀孕篇

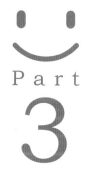

Part 3

孕2月
早孕反应，孕妈妈的"专享待遇"

胎宝宝成长记录

1. 眼睛开始形成，但眼睑还没有形成。
2. 脊椎慢慢形成。
3. 四肢表面上呈不规则的凸起物。
4. 心脏开始出现有规律的每分钟达 120 次的跳动了。

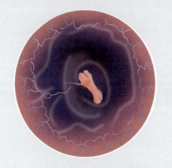

第 5 周
可见胎囊
（只在怀孕早期可见到）

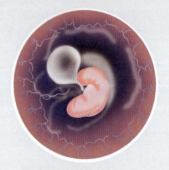

第 6 周
有胎芽和胎心，
可听到胎儿心跳

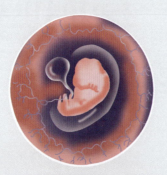

第 7 周
具有人的雏形

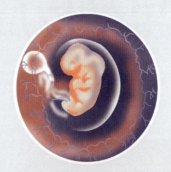

第 8 周
头、身体和四肢开始分化

孕妈妈身体状态

1. 乳房增大，会有胀痛感，乳晕颜色加深，并且凸出的小结节变明显。
2. 子宫如苹果大小，子宫壁薄而软。

胎宝宝所需的重点营养

重点营养	胎宝宝的情况	食物来源
脂肪、蛋白质、碳水化合物	胎宝宝的肝、肺、心脏等器官开始形成，大脑的体积增加，血液循环也开始形成，需要三大营养素组成身体各器官组织；怀孕前3个月是胎宝宝神经分化的关键阶段，必须有充足的蛋白质	**脂肪**：植物油、坚果、瘦肉、蛋、奶及奶制品 **蛋白质**：畜瘦肉、去皮禽肉、鱼、虾、大豆及其制品、蛋类 **碳水化合物**：谷物、薯类、水果
叶酸	胎宝宝的头部形成了，脑细胞增殖迅速，最易受到致畸因素的影响，要补充叶酸以避免畸形	绿叶蔬菜，比如菠菜、芹菜、油麦菜等，以及橘子、橙子等柑橘类水果

孕妈妈所需的重点营养

重点营养	胎妈妈的情况	食物来源
碳水化合物、水	早孕反应严重时，剧烈的呕吐容易引起酮症，需要足够的碳水化合物，还要及时补水，避免体内代谢失衡	**碳水化合物**：谷物，比如大米、小米、面粉等，红薯、土豆等薯类，苹果、葡萄等水果 **水**：白开水、清淡的汤粥、牛奶、豆浆等
叶酸、铁	红细胞的合成需要叶酸、铁参与，适当补充叶酸和铁也有利于预防孕妈妈贫血	**叶酸**：菠菜、芹菜、油麦菜等绿叶蔬菜，以及橘子、橙子等柑橘类水果 **铁**：动物血、动物肝脏、红肉等

可能需要的补充剂

叶酸片
每天 400 微克 —— 孕早期

钙补充剂
每天 300~600 毫克 —— 喝奶不足的孕妈妈

呕吐严重,让胎宝宝吸收营养怎么吃

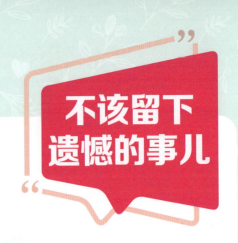

听老人说吐得越厉害宝宝越聪明
好遗憾呀

宝妈:我属于孕期反应比较强烈的,几乎是吃什么都要吐,闻什么都恶心,但是为了孩子,吐完了继续吃,整天戴口罩。每次遇到小区里相熟的老人,她们都会说:"哎呀,我们那会儿都说当妈的吐得越厉害,孩子将来越聪明。"我当然是不信的,但是因为当时是婆婆照顾我,不想让她觉得我娇气,就那么扛过来了,后来想想真后怕,万一真给宝宝带来不好的影响那真是追悔莫及。

妊娠剧吐需要就医
不留遗憾

马大夫:程度较轻的孕吐是不会影响正常妊娠的,但是也有少数孕妈妈早孕反应较为严重,发展为妊娠剧吐,这个时候就需要就医了。什么程度的孕吐属于妊娠剧吐呢?一般来说,孕吐呈持续性,无法进食或喝水,消瘦得特别明显,体重下降超过原有体重的15%;出现严重的电解质紊乱和虚脱,甚至发生生命体征的不稳定;孕吐物除食物、黏液外,还有胆汁和咖啡色渣物。这时应及时到医院检查。

孕吐很厉害,家人还让一直吃
好遗憾呀

宝妈:我怀孕后一吃肉就吐,但是家人总拿"孩子需要"的理由逼我吃,我也怕孩子缺少营养就强迫自己吃,最后搞得食欲特别差,掉了好几斤,还好咨询医生给了营养提示,要不然真适得其反,导致孩子营养不足。

清淡饮食,不必刻意进食
不留遗憾

马大夫:呕吐期间食欲本来就差,孕妈妈不必过分强调食物的营养,只要不是绝对禁忌的食物,大部分可以根据自己的口味想吃什么吃什么,整体上以清淡、少油为好,度过孕吐阶段,食欲就会慢慢好转。

补充碳水化合物，避免酮症酸中毒

孕吐严重，甚至影响进食的时候，也要保证碳水化合物的摄入，否则容易发生酮症酸中毒。每天至少保证130克碳水化合物的摄入，选择易消化的米、面等，各种薯类、根茎类蔬菜和水果中也富含碳水化合物，孕妈妈可以根据自己的口味进行选择。

复合碳水化合物

粗粮保留了更多的膳食纤维、B族维生素和矿物质，进入人体后可以缓慢释放热量，不会导致血糖大幅升高，可预防孕期便秘和妊娠糖尿病、妊娠高脂血症等妊娠并发症。

全麦及全麦制品、燕麦、糙米、杂豆类、薯类、蔬菜、水果等可以作为孕妈妈膳食碳水化合物的主要来源。

精炼碳水化合物

精炼碳水化合物是加工得非常精细的食物，甚至仅仅留住其中的甜味，孕妈妈不宜多吃此类食物，否则会导致血糖急剧升高，并转化为脂肪储存在体内。

白面包、白米饭、起酥面包、点心等都属于精炼碳水化合物，应尽量少吃。

约为130克碳水化合物的摄入方案

60克大米　提供44克碳水化合物	50克葡萄　提供9克碳水化合物
50克土豆　提供9克碳水化合物	10克葡萄干　提供8克碳水化合物
50克花卷　提供23克碳水化合物	50克苏打饼干　提供38克碳水化合物

吃点固体食物能减少呕吐

呕吐严重的孕早期，吃固体食物如馒头、饼干、烧饼、面包片等，可缓解孕吐反应。不断呕吐会造成体液丢失过多，要注意补充，但是固体食物和液体食物最好不同食，汤和水在两餐之间饮用。

增加 B 族维生素减轻早孕反应

B 族维生素可以有效改善孕吐。其中维生素 B_6 有直接镇吐的效果,维生素 B_1 可改善胃肠道功能,缓解早孕反应。除了服用复合维生素制剂补充外,尤其要注重通过膳食补充 B 族维生素。

维生素 B_6

小麦胚芽、麦麸、鳕鱼、牛肉、香蕉、甘蓝、芒果等都是维生素 B_6 的良好来源。同时,其他的 B 族维生素、镁、锌都有助于促进维生素 B_6 的吸收。

维生素 B_1

豌豆、橙子、土豆、猪肉、全麦面食、鸡蛋黄等都是维生素 B_1 的良好来源。同时,维生素 C 和其他 B 族维生素有助于促进维生素 B_1 的吸收。

吃不了鱼、肉,可以用大豆及其制品代替

孕 2 月,有的孕妈妈食欲不好,尤其看见鱼、肉类的食物就想吐,此时虽然不用增加蛋白质的摄入,但也要维持孕前的每日 55 克的量,尤其是优质蛋白质的量要占到蛋白质总量的 1/3,以保证胎儿的正常发育。那么此时如何避免因不想鱼、肉导致蛋白质缺乏呢?最好的办法是用大豆及其制品来补充。食欲恢复后,鱼、肉类也要适当摄入,以供应充足的脂肪。

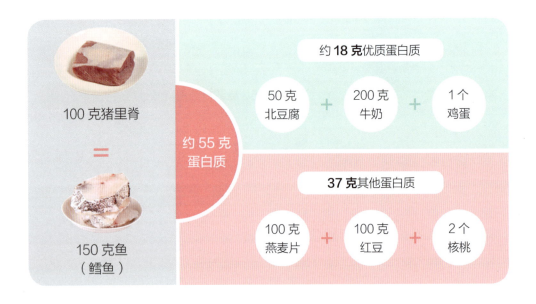

孕2月优选食物

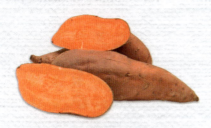

红薯
富含碳水化合物、膳食纤维成分，孕妈妈食用可以避免呕吐严重引起的酮症，还有利于通便。但不宜空腹食用，胃酸分泌过多的孕妈妈也应慎食。

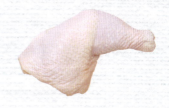

鸡肉
富含优质蛋白质，也是维生素 B_6 等的良好来源，可以促进胎儿生长，还容易消化吸收，并对改善孕吐有一定作用。

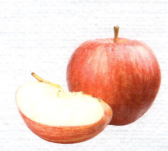

苹果
富含多种维生素，尤其是维生素C、钾、钙、苹果酸，能改善孕吐，增强食欲，补充营养。

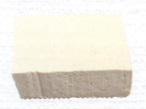

豆腐
富含优质蛋白质、钙等成分，容易消化吸收。不想吃肉的孕妈妈，可以用它来代替肉类。

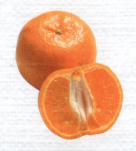

柑橘
含维生素C和番茄红素等成分，可以缓解孕吐，提升食欲。

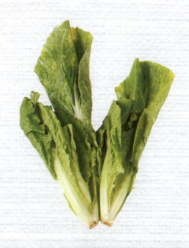

小白菜
富含钙、钾和胡萝卜素，孕妈妈常吃可以储备钙，健康骨骼，还能提高自身免疫力。

烤红薯

材料 红薯150克。

做法

1. 红薯洗净，沥干水分，用食品专用锡纸包好，送入微波炉，用中火烘烤4分钟，翻面再用中火烘烤4分钟，取出，凉凉食用即可。

功效：红薯可以补充碳水化合物，如果正餐吃不下，可以当零食予以补充，避免呕吐严重引起的酮症酸中毒。

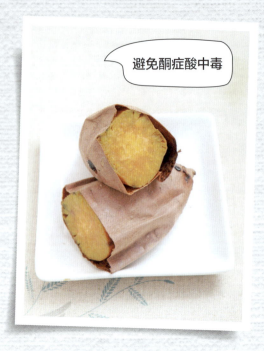

避免酮症酸中毒

核桃仁菠菜

材料 菠菜300克，核桃仁30克，枸杞子5克。

调料 白糖、盐各2克，芝麻酱10克，生抽、醋各适量，香油少许。

做法

1. 菠菜洗净，焯烫15秒，捞出过凉水；核桃仁、枸杞子盛入碗中，用热水浸泡。
2. 芝麻酱盛入碗中，调入生抽、醋、白糖、盐、香油调匀，制成酱汁。
3. 将菠菜从凉水中捞出、沥干，切段，盛入盘中，加上酱汁，撒上泡过的核桃仁和枸杞子即可。

功效：菠菜富含叶酸、维生素C等成分，核桃富含不饱和脂肪酸，有利于促进胎宝宝大脑发育。

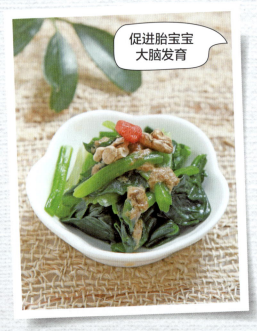

促进胎宝宝大脑发育

这个月不能错过的孕期检查

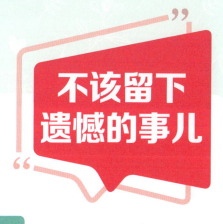

 没有及时发现宫外孕

宝妈： 自从备孕以来家里就常备早孕试纸，比较方便又能第一时间发现。但是最让我后悔的是，当用验孕试纸测试出怀孕后也没有去医院确认，就想建档再去医院。结果，突然有一天小腹剧痛，又出现阴道出血，急忙去医院，医生一检查是宫外孕。还好发现的及时，没有造成严重后果，修养一段时间后又顺利怀上了宝宝。

 早孕试纸测不出宫外孕

马大夫答： 早孕试纸只能测出是否怀孕，但对胚胎位置是在宫内还是宫外无法判断。早孕试纸可能出现测试结果呈持续弱阳性或假阴性的情况，导致部分女性不确定自己是否怀孕，延误了确认宫外孕的时机，从而出现大出血，甚至导致休克，严重时会危及生命。所以，不要过分依赖早孕试纸，最有效的方法是去医院做B超检查。

 为求心安私自做 B 超检查

宝妈： 因为备孕一直在关注什么时候怀，几乎是怀上了就知道了。第一次当妈妈感觉特别惶恐，特别是听人家说前三个月很容易流产，稍微感觉自己身体有点不舒服就去医院做B超检查，还为了找个"更靠谱的医院"去好几家检查，现在想想真是无知。还好宝宝健康出生了，要不然真会后悔死。

 B 超检查对胎儿是安全的，但也不可做太多

马大夫： 一般怀孕1个月以上可以通过B超检测妊娠囊、胎心、胎芽。虽然B超对胎宝宝是安全的，但也不能由于担心，反复做B超。如果没有必要，最好不要在怀孕早期做B超检查。如果必须要做，比如要明确是否是双胎或多胎以及葡萄胎或宫外孕，应听医生的专业建议。

5~8 周孕检：B 超检查确定胎囊位置

从 B 超结果看妊娠囊，并排除宫外孕

　　正常情况下，受精卵应该是在子宫内膜上着床、生长发育的。而受精卵在子宫体腔以外的地方生长发育，称之为"宫外孕"。大部分宫外孕发生在输卵管，还可能发生在卵巢、宫颈或腹腔的其他部位。

　　停经、腹痛、阴道出血是宫外孕典型的三大症状。停经 6~8 周后，孕妈妈如有这几种症状，就得考虑是否为宫外孕，那么宫外孕如何检查得知呢？

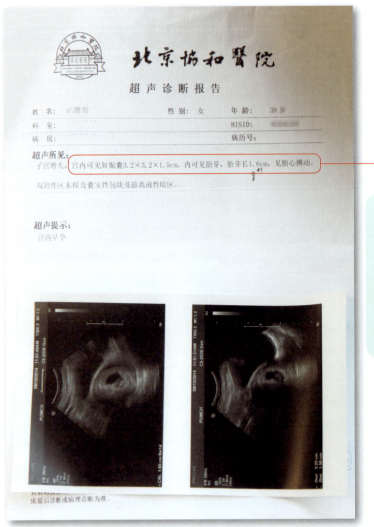

从以上结果看，宫内可见妊娠囊、胎芽和胎心搏动，根据妊娠囊的大小和胎芽长度判断已经怀孕 8 周 +1 天，为宫内早孕。

出现停经6~8周，腹痛，伴有恶心呕吐、肛门坠胀感，常有不规则阴道出血，深褐色血样，量少，一般不超过月经量，淋漓不净这些症状，应及时就医。超声检查可以及时发现未破裂的宫外孕。如果出血量较多，会伴有晕厥和休克，说明已有腹腔内出血，病情非常严重。

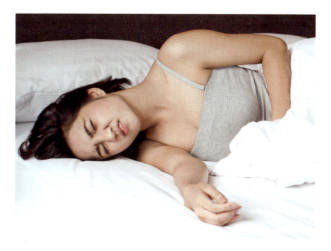

如果有上述症状，赶紧第一时间去医院进行检查，检查项目包括尿检、血清检查、B超检查。如果确诊为宫外孕，一般采用腹腔镜治疗，手术创伤小，术后恢复快，更易于保留输卵管。

宫外孕是女性健康的一大杀手，严重者会危及生命，因此女性对待宫外孕千万不可掉以轻心。

B超检查未见妊娠囊，提示可能有异位妊娠

一般怀孕1个月以上，通过B超检测妊娠囊、胎心搏动，能够帮助诊断异位妊娠。早期异位妊娠，通过B超图像可以观测到子宫增大、宫腔空虚、无妊娠囊，宫旁存在低回声区，妊娠位于宫外，继而确定为异位妊娠。

清淡饮食，控制盐分，预防中晚期水肿

正常人每天的食盐建议摄入量是6克，孕妈妈可以在此基础上降低到5克，而对于孕前就有高血压的孕妈妈来说，更要减少食盐用量。减少吃盐不仅要控制饮食中的烹调用盐，还应留意松花蛋、咸鸭蛋、味精、番茄酱、沙茶酱、蚝油、豆瓣酱、甜面酱等。一些西式的点心含盐量也会很高，食用之前应仔细看好标签上配料表中的盐含量。

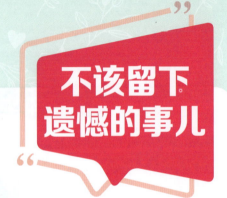

需要特别关注的孕期保健重点

自然流产，没保住宝宝

好遗憾呀

宝妈： 怀到两个多月的时候，有次上厕所发现有些见红，就赶紧去了医院。最近并没有吃什么不利于怀孕的东西，也没有做危险的运动，检查完也采取了一些挽救的措施，但是很遗憾这个宝宝最终还是流产了，无缘见面。

自然流产也是一种优胜劣汰的选择

不留遗憾

马大夫： 自然流产是每个孕妈妈都不愿面对的，但换个角度看，这也是人体对异常胚胎的一种自然淘汰。大部分早期流产都是因为染色体有问题而导致的，这样的胚胎即便存活下来也可能是畸形或者不健康的。排除染色体问题外，有流产征兆的孕妈妈经过休息和治疗也可以继续妊娠。因此孕妈妈要正确看待流产，不要因为自然流产而自责。

孕吐反应严重，不爱动

好遗憾呀

宝妈： 我怀孕的时候反应比较大，足足吐了三个多月，就辞职在家待着，什么也不想干，什么也不想吃，很心烦，几乎天天宅在屋里。好在到第四个月的时候就好多了，所以我对于孕早期的状态还挺不满意的，如果将来怀老二再吐，我要积极一些。

适当运动可以改善孕吐

不留遗憾

马大夫： 很多孕妈妈因为吃了就吐，加上呕吐折腾而体力欠佳，总是躺在床上不想起来，其实这样只会加重早孕反应。要经常起来走一走，做一做轻缓的运动，如户外散步，做孕妇保健操等，既能分散对于孕吐这件事的注意力，还能帮助改善恶心、倦怠等症状，有助于减轻早孕反应。

什么是先兆流产

早期先兆流产的主要症状是指阴道出血，量少，色红，持续数日或数周，无腹痛或有轻微下腹疼痛，伴腰痛及下坠感。先兆流产不一定流产，能否继续妊娠取决于胚胎的情况，有的经过保胎后可继续妊娠。如果胚胎是正常的，经过相应的休息、观察、必要的治疗，可以继续妊娠。如果胚胎异常，流产不可避免。

HCG 含量测定持续降低提示可能有流产征兆

孕酮在孕早期应是持续上升的，如果 HCG 持续降低，提示有先兆流产的可能。HCG 在妊娠早期增长速度很快，1.7～2 天就翻倍，妊娠 6～8 周时增长速度达到最高峰，持续到妊娠 8 周后保持在一定水平。

不要盲目打黄体酮针或药物保胎

孕早期出现流产征兆，很多孕妈妈会打黄体酮针或吃黄体酮来保胎。但首先必须弄清楚是否缺乏孕酮，可通过化验或测量基础体温等来了解。确实属于黄体功能不足者，可从基础体温上升的第 3 天注射黄体酮，并不间断使用 9～10 周，直到孕妈妈可自然产生孕酮为止。

要知道，在孕早期发生流产，绝大多数都是因为受精卵本身有问题，所以一旦出现这种情况，孕妈妈也不必太过慌张。质量好、着床好的受精卵，就算百般不顺，也依然会继续发育成长；质量不好、有缺陷的受精卵，自然而然被淘汰掉也要接受这一事实。所以，要顺其自然。用黄体酮保胎，虽然有一定作用，但更重要的作用是充当心理安慰剂，希望孕妈妈能正确认识，不要盲目迷信。

预防先兆流产的人为因素

1. 避免劳累和重体力劳动：加班、熬夜、提重物等。
2. 避免接触有害物质：不要居住刚装修不久的房间；不滥服药物。
3. 孕早期最好不要进行性生活：孕早期要节制性生活，否则腹部受到挤压，宫颈受到刺激后容易引发宫缩，可能导致流产。
4. 注意生殖道健康：保持外阴清洁，一旦发生阴道炎症，及时治疗。
5. 保持愉快的情绪：过度精神刺激是引起流产的一个因素，孕妈妈要保持愉快的心情，有利于胚胎健康发育。

警惕胎停育

如果把受精卵比喻成一颗种子,当种子无法发芽,不能继续生长时,就是胚胎停育,简称胎停育。B超检查表现为妊娠囊内胎芽或胎儿形态不整,无胎心搏动。胚胎染色体异常、母体内分泌失调、生殖器官疾病、免疫方面的因素等都可能会引起胎停育。

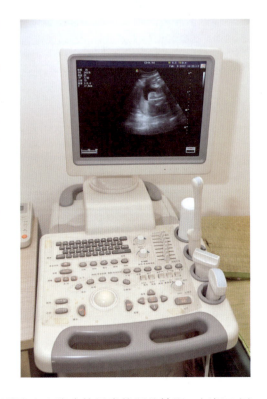

胎停育早期症状可能出现阴道出血,常为暗红色血性白带;最后还可能出现下腹疼痛,有的人没有初期迹象,直接出现腹痛、流产,甚至有人毫无察觉,通过B超检查才发现胚胎停止发育。

根据胎心判断胎停育。胎心搏动就是胎儿的心跳,原始胎心管搏动,一般出现在6~7周,但是如果考虑到根据末次月经计算孕周有误差的情况,可将胎心出现的时间延迟2周来考量。如果有阴道流血和腹痛等异常状况的情况,妊娠8周还没见到胎心搏动,就要引起重视了,可能是胎停育。

确定胎停育后怎么做

确诊为胎停育后,要尽快终止妊娠,并做流产绒毛细胞染色体检查。如果就医便利,也可以先观察几天,等待胎儿自然流产,自然流产发生后要尽快前往医院,以免出现大出血,并且做产后B超检查以确认是否完全流干净了。

有胎停育史的孕妈妈需要注意什么

有胎停育经历的女性,在备孕阶段就应该开始吃叶酸或复合维生素,以提高卵子质量。一旦发现停经后,应到医院做一些相关检查,如查血HCG和孕酮值,监测胚胎的发育情况,同时不要剧烈活动,保持心情愉快。

科学孕动，养出棒宝宝

怀孕后，孕妈妈一个人呼吸两个人的用氧量，做做扩胸运动，增加肺活量，不仅有助于孕妈妈日常的氧气需求，对孕妈妈日后顺产也是很有帮助的。

扩胸运动，增大肺活量

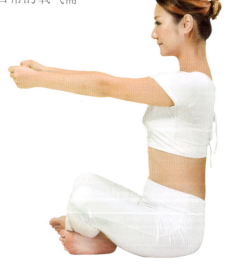

1 盘腿坐姿，双臂向前平伸，与肩同高，双手握拳。

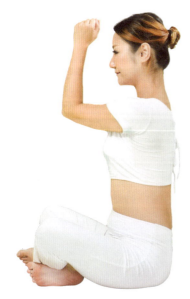

2 两前臂向上弯曲呈90度，双手握拳，合并放于眼前。

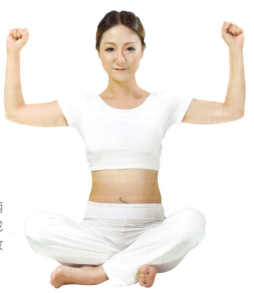

3 吸气，做扩胸运动，保持两前臂弯曲状态，慢慢展开成180度，保持2~3秒。放松，还原坐姿。

来自天南海北的孕期问题大汇集

1 习惯性流产还能留得住宝宝吗?

马大夫答:发生3次或3次以上的自然流产就是习惯性流产。面对习惯性流产,更重要的是查找病因。针对病因有不同的解决办法,比如染色体异常就要进行种植前诊断;如果有营养失调、内分泌失调或者自身免疫疾病,要针对性治疗原发疾病;对于宫颈内口松弛引发的习惯性流产,应该在前次流产的月份之前做宫颈环扎手术。确认怀孕后,同时保持良好的心态,适当加强营养,定期复查胎宝宝发育情况。

2 有必要吃蛋白粉吗?

马大夫:蛋白粉一般是采用提纯的大豆蛋白、酪蛋白、乳清蛋白,或上述几种蛋白的组合体,可为缺乏蛋白质的人补充蛋白质。对于健康人而言,奶类、蛋类、肉类、大豆类等富含优质蛋白质,只要坚持食物丰富多样,就能满足人体对蛋白质的需要,没有必要补充蛋白粉。如果由于个人体质原因导致蛋白质吸收率低,可遵医嘱适当补充蛋白粉。

3 怀孕期间腹泻怎么办?

马大夫答:腹泻一般是受到病毒或细菌感染,也可能因为进食了冰冷食物,如冰镇西瓜,进食了高脂食物,或是吃了不干净的食物引起的。腹泻容易造成营养流失,孕妈妈应食用新鲜不变质的食物,少吃或不吃冷冻食物和油炸食物。一旦出现腹泻,要先给予流食调养,比如米汤水、果汁、蔬菜汁等,然后慢慢过渡到吃软烂的稀粥、面条等清淡的食物,最后再恢复正常饮食。

怀孕篇

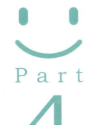

Part 4

孕3月
即将告别早孕反应，做足营养准备

胎宝宝成长记录

1. 脑细胞增长加快，大脑占身体一半左右。
2. 已经形成了眼睑、唇、鼻和下腭。
3. 脐带里面有一根动脉、两根静脉连接着妈妈和宝宝，妈妈通过脐带给宝宝输送营养，宝宝通过脐带将废物排泄出去。
4. 开始有排泄现象。
5. 腿在不断生长，脚可以在身体前部交叉了。

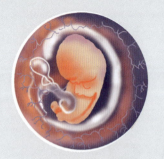

第 9 周
头大于躯干，胎盘发育

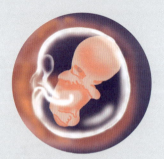

第 10 周
各器官形成

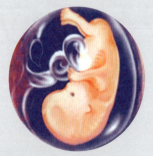

第 11 周
各器官继续发育

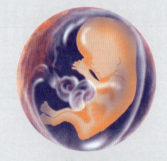

第 12 周
外生殖器清晰可辨，四肢可活动

孕妈妈身体状态

1. 乳房更胀大了，乳房和乳晕的颜色加深，建议换更大点、更舒适的内衣。
2. 腹部没有明显的变化。此时，按压子宫会感觉到宝宝的存在，腹部正中会出现一条深色的竖线。一些孕妈妈孕 11 周前后在腹部会出现妊娠纹。
3. 胎盘覆盖在子宫内层特定部位。
4. 开始分泌让胎宝宝舒服和正常发育所需的激素。

胎宝宝所需的重点营养

重点营养	胎宝宝的情况	食物来源
镁、钙、维生素 A 和维生素 D	宝宝的手和脚都开始发育了,补充钙、镁等矿物质和维生素 A、维生素 E,有助于宝宝骨骼发育	镁:紫菜、荞麦、芸豆 钙:牛奶、奶酪 维生素 A:胡萝卜、南瓜、动物肝脏 维生素 D:鱼类、鱼肝油
维生素 B_{12}、脂肪	胎宝宝身体迅速生长,需要补充脂肪;肝脏开始制造红细胞,补充维生素 B_{12} 有利于促进红细胞的发育和成熟	维生素 B_{12}:虾、鸡肉、鸡蛋 脂肪:肉类、坚果等
蛋白质	脑细胞发育增速,肌肉中的神经开始分布,需要大量蛋白质	大豆及其制品、畜瘦肉、去皮禽肉、鱼类

孕妈妈所需的重点营养

重点营养	胎宝宝的情况	食物来源
维生素 E	安胎、保胎,避免流产	植物油、坚果、大豆及其制品等
维生素 B_6	妊娠反应依然存在,有的孕妈妈孕吐还比较严重	深绿色蔬菜、瘦肉、花生

可能需要的补充剂

叶酸片
每天 400 微克
孕早期

维生素 B_6
需要时补充
孕吐严重的孕妈妈

做足营养准备，孕期不留遗憾

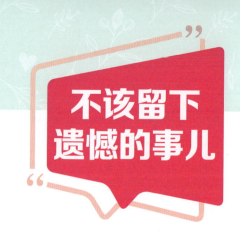

不爱吃肉，缺乏蛋白质

宝妈： 我跟周围的姐妹相比，算是妊娠反应不那么剧烈的，饮食跟怀孕前差不多。但是我以前就不爱吃肉，一怀孕更不爱吃了。后来去医院做营养咨询，医生说如果我长期蛋白质摄入不足，会影响胎宝宝的健康，指导我即使不爱吃肉也有效补充蛋白质的方法。

胃口好时尽量补充优质蛋白质

马大夫： 食欲比较好时保证优质蛋白质的供应，这是胎宝宝大脑发育必不可少的营养素。瘦肉、蛋类、奶及奶制品、大豆及其制品是优质蛋白质的绝好来源，可以为人体提供优质蛋白质、磷脂、钙、锌等成分。

吃得挺好，但吸收不好

宝妈： 从备孕开始，家里人就特意买了很多孕期营养指导的书，变着花样给我搭配一日三餐，但是去医院做体检的时候医生提醒我要注意补充营养。我觉得营养完全跟得上啊，而且妊娠反应并不强烈，不存在光吐不吃的情况。后来咨询了营养师，是因为吸收不好，建议我改变吃饭方式。

细嚼慢咽促进营养吸

马大夫： 怀孕后，胃肠、胆囊等消化器官蠕动减慢，消化腺的分泌也有所改变，消化功能减弱，这就更需要在吃东西时尽可能多咀嚼，把食物嚼得很细，能有效地刺激消化器官分泌消化液，更好地促进消化，更多地吸收营养。

为了生宝宝,放弃了吃素

好遗憾呀

宝妈: 我怀孕之前吃素两年,怀孕后本来想坚持吃素,可家里人极力反对,总是说不吃肉和蛋会让宝宝缺蛋白质,不聪明,我当时也不笃定了,最后放弃了吃素。我当然希望自己的宝宝聪明健康,但放弃吃素还是很不开心,也很遗憾。

素食者可以选择大豆类补充蛋白质

不留遗憾

马大夫: 孕期能均衡摄入各种营养当然最好,但如果孕妈妈是个身体健康状况良好的素食者,注意巧妙搭配,也可素食度孕期。比如增加大豆及其制品的摄入量,主食避免吃单一谷类,注意多种类搭配,如全麦面包搭配大豆类、花生酱、奶酪(建议最好食用奶类)。如果孕妈妈健康状况不好,就要向营养师咨询,听取专业的建议。

之前因营养不良流产过

好遗憾呀

宝妈: 我怀孕之前身高1.72米,体重98斤。怀上一胎的时候因见红而卧床养胎,可还是遗憾地流产了。当时真的很痛苦,相隔一年后怀了这个宝宝,孕期小心翼翼,专门看了营养门诊,在营养科医生的帮助下顺利地生下一个健康的女宝宝。

生命早期营养关系妊娠结局

不留遗憾

马大夫: 孕期营养不良的近期影响是流产、贫血、妊娠高血压风险增加,早产、胎膜早破风险增加,胎儿生长受限以及出生时低体重等;长远影响是孩子成年后的慢性病发病率会升高。所以我们说,孕妈妈健康的身体就是宝宝生长的土壤,土壤肥沃,孩子体质好的可能性就大。

远离容易导致胎儿畸形的食物

含有弓形虫的食物

在怀孕早期急性感染弓形虫会给胎儿造成不利影响,所以,食用所有的肉类时,都必须彻底熟透再食用。生鱼片或者涮火锅时没有煮熟的牛羊肉都可能传染弓形虫。

久存霉变的食物

放置时间过长的食物,有的从外表看不出腐坏,但是对身体是有害的。例如,超过保质期的面包、发黄的蔬菜,尤其是发芽的土豆和花生。发芽的土豆中龙葵素含量高,久存变质的花生致癌,可能导致胎儿神经发育缺陷。所以,孕妈妈不宜吃久存霉变的食物。

食物促流产不可信

关于一些食物导致流产的说法目前很盛行,一部分来自于中医的"活血化瘀"理论,另一部的理论基础则来源不明,更像是"民间传说"。目前关于此类说法,无论是前者还是后者,均没有严谨的科学证据来证实。另外,在无此说法的国家和民族,并未发现因为吃某种食物引起流产的现象。孕期饮食应该全面、均衡,避免营养不良,影响胎儿发育。

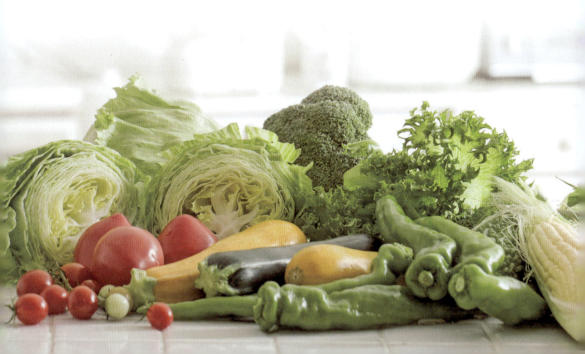

避免食物过敏

有些过敏体质的孕妈妈可能对某些特定食物过敏。过敏体质的孕妈妈要注意三点。

1 一定不要再进食曾经引起过敏的食物

2 食用从未吃过的食物，从少量开始吃，确认不过敏再吃

3 食用蛋白质含量高的食物，比如动物肝脏、蛋类、鱼类，一定要彻底熟透

购买食物的时候，要看食物配料表中是否存在可能会引起过敏或不良反应的配料。比如，有人对花生过敏，那么买饼干、点心时一定要仔细看看，配料表中是否有花生或花生制品。过敏严重者还应注意该食品是否曾在加工过花生的产品线上生产过（包装上有标注）。有的食品标签上直接标注有"过敏原信息"这一项，有的会标注该生产线生产过相关产品，有对此过敏的人要尽量避开。

好烹调帮助营养摄入

对于早孕反应还没有消失的孕妈妈来说，变换食物的烹调方法，也是增加营养摄入的好办法。比如吃不下馒头和米饭，就用大豆、燕麦等谷豆打制豆浆或米糊，还能补充B族维生素；吃不下炒鸡蛋、煮鸡蛋，就可以吃肉末蒸蛋、紫菜蛋花汤，吃不到足够多种类的食材，也可以把蔬菜、肉末等混合成馅料，包成饺子或者馄饨。只要是孕妈妈喜欢的形式、能吃得下的形式，都可以尝试，原则还是能吃多少吃多少，不要勉强。

烹调食物时尽可能不用烹调油或用很少量烹调油的方法，如蒸、煮、炖、焖、水滑熘、拌、急火快炒等。

油炸食品如炸鸡腿、油条、油饼等不仅不易消化，还可能会加重孕妈妈的不适感。在外就餐时，也要注意少点油腻的菜品。

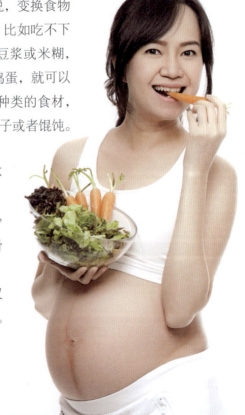

孕 3 月优选食物

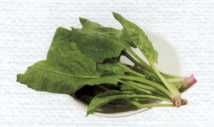

菠菜
富含叶酸，100 克菠菜中大约含叶酸 20 微克，可预防胎儿神经管畸形。

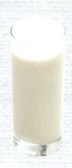

牛奶
富含蛋白质和钙，提供胎儿肌肉骨骼发育所需的营养，还能增强孕妈妈的体质。

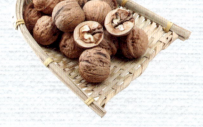

核桃
富含维生素 E、不饱和脂肪酸、镁等，可以促进胎儿大脑发育。

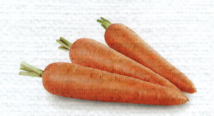

胡萝卜
富含胡萝卜素，进入体内可转化为维生素 A，能促进胎儿肝脏和眼睛发育。

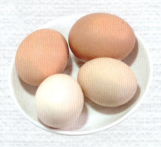

鸡蛋
富含蛋白质和卵磷脂，可以为胎儿发育提供充足的蛋白质，卵磷脂还能促进胎儿大脑发育。

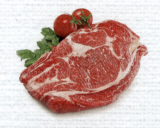

牛肉
富含铁、蛋白质和锌，可以补充胎儿生长所需的营养素，增强孕妈妈的免疫力。

胡萝卜牛肉丝

材料 胡萝卜100克,牛肉200克。
调料 淀粉、料酒、葱段各10克,姜末5克,盐2克,酱油少许。

做法

1. 牛肉洗净,切成丝,用葱段、姜末、淀粉、料酒和酱油调味,腌渍10分钟;胡萝卜洗净,去皮,切成细丝。
2. 锅内倒油烧热,放入牛肉丝迅速翻炒,倒入胡萝卜丝炒至熟,加盐调味即可。

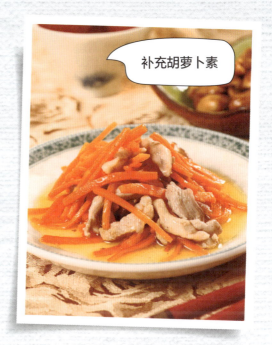

补充胡萝卜素

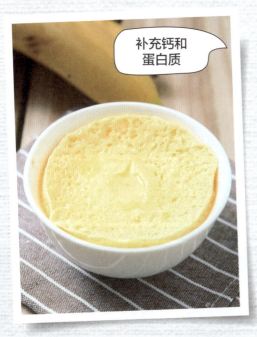

补充钙和蛋白质

牛奶香蕉蒸蛋

材料 牛奶150克,香蕉100克,鸡蛋1个。

做法

1. 香蕉去皮,切块,和牛奶一起放入料理机搅拌成汁;鸡蛋打入碗中,搅拌成蛋液。
2. 将香蕉牛奶汁倒入鸡蛋中,混合均匀,撇去浮沫,蒙上保鲜膜扎几个孔,水开后入锅,中火蒸10分钟即可。

这个月不能错过的孕期检查

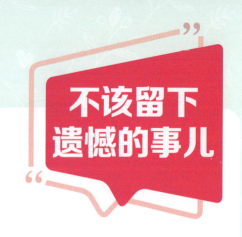

不该留下遗憾的事儿

 取尿液方式不对,潜血指标不正常

好遗憾呀

宝妈: 开始正式做产检的时候超级没有经验,"过来人"传授的经验也没记住,做尿检的时候手忙脚乱地取完尿液,结果拿到化验单医生一看潜血指标不正常。吓死我了,还好医生经验丰富,让我取中段尿重新做一次。

 留取中段尿,结果最可靠

不留遗憾

马大夫: 由于女性的尿道口和阴道口距离比较近,尿液被白带污染的可能性很大。一旦被污染,尿常规就无法真实地反映尿液的情况,所以孕妈妈在留取尿液时最好留取中段尿,这样尿检结果才最可靠。

 产检请假太多辞职了

好遗憾呀

宝妈: 我是职场妈妈,工作专业性比较强,很容易因为我一个人的环节耽误整个项目的衔接。因为产检请了好多假,然而产检又不能省,虽然公司和同事都很包容,但还是觉得有点不好意思,最后我辞职了。

 产检假 + 周末,少请假也能做好检查

不留遗憾

马大夫: 员工享受产检假是该有的福利,不用觉得不好意思。如果不想耽误太多工作时间,可以结合周末产检。请半天假把需要做的产检都做一下,如果等结果时间在 2 小时以内,就等一下取;如果比较长,可以周末去取。还有移动医疗平台也可以拿到结果后再进行咨询。

脱畸检查 TORCH 全套不可少，避免出现出生缺陷

风疹病毒是先天性心脏畸形的罪魁祸首

风疹病毒可以通过胎盘使胎儿发生先天性风疹，严重的会胎死宫内，幸存的出生后可能出现风疹综合征，表现为先天性白内障、先天性心脏病、严重听力障碍和智力发育迟缓。这些症状不一定出生后立即出现，有时出生后数周或数月才表现出来。

有部分女性会感染上风疹病毒，一旦感染，特别是妊娠的前3个月，会引起流产和胎儿畸形，因为此时是胚胎各组织器官生成和分化的关键时期，对外界因素比较敏感。

怀孕的前3个月，尤其是风疹流行时期，孕妈妈应尽量少去公共场合，以避免接触风疹患者导致感染。对有风疹接触史或疑有风疹的孕妈妈，可测定风疹抗体。如风疹病毒 IgM 抗体测定为阳性，需进一步做确认试验，明确是否近期有过风疹感染，为避免出现胎儿畸形，应考虑终止妊娠。

教你看懂化验单上的加号

在化验单上，不是一有加号（+），就认为会造成胎宝宝的宫内感染。IgG 抗体阳性，仅仅说明既往感染过这种病毒，或许对这种病毒有了免疫力；IgG 抗体阴性，说明孕妈妈也许没有感染过这种病原体，对其缺乏免疫力，应该接种疫苗，待产生免疫抗体后再怀孕。接种过一些病毒疫苗的女性，会出现 IgG 抗体阳性，如接种过风疹疫苗的女性会出现风疹病毒 IgG 抗体阳性。因此，要分清哪个是保护性抗体，哪个是非保护性抗体。

每次产检都要验尿

也许很多孕妈妈想不明白，为什么每次检查都要验尿。尿常规除了费用相当低，出结果非常快等优点外，而且自取尿液属于无创检查外，最重要的是可能提示某些疾病：尿蛋白阳性提示有妊娠高血压、肾脏疾病的可能；尿葡萄糖阳性，孕期可有生理性尿糖，要警惕是不是有糖尿病；尿酮体阳性，多与饥饿、孕吐严重、进食不足有关，也有高血糖的可能性；尿中有红细胞和白细胞，可能存在尿路感染。

教你看懂 TORCH 全套化验单

北京协和医院

妇科内分泌门诊

岁

月经失调

英文名称	检验项目	测定结果
1. toxo-IgG	弓形体IgG抗体	阴性(-) 0.14
2. RV-IgG	风疹病毒IgG抗体	阳性(+) 2.79
3. CMV-IgG	巨细胞病毒IgG抗体	阳性(+) 2.23
4. HSV-1-IgG	单纯疱疹病毒1型IgG	阳性(+) 5.04
5. HSV-2-IgG	单纯疱疹病毒2型IgG	阴性(-) 0.04
6. toxo IgM	弓形体IgM抗体	阴性(-) 0.13
7. RV-IgM	风疹病毒IgM抗体	阴性(-) 0.10
8. CMV-IgM	巨细胞病毒IgM抗体	阴性(-) 0.13
9. HSV-1-IgM	单纯疱疹病毒1型IgM	阴性(-) 0.21
10. HSV-2-IgM	单纯疱疹病毒2型IgM	阴性(-) 0.18

● **弓形体 IgM 抗体（Toxo-IgM）**

正常结果为阴性。先天性弓形虫病的预后比较差，因此，一旦发现阳性，需要进一步检查。

● **风疹病毒 IgM 抗体（RV-IgM）**

正常结果为阴性。如检测结果为阳性，一般来说发热1~2天后出现皮疹，先见于面部，迅速蔓延全身，为粉红色斑丘疹，可持续3天左右，疹退后病情逐渐好转而恢复。

TORCH

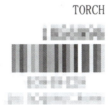

参考范围
阴性
双份血无阳转
双份血无阳转
双份血无阳转
双份血无阳转
阴性
阴性
阴性
阴性
阴性

● **巨细胞病毒 IgM 抗体（CMV-IgM）**
正常结果为阴性。孕晚期如果查出巨细胞病毒，需择期进行剖宫产手术，以避免胎儿经阴道分娩时，吸入分泌物被感染。孩子出生后要人工喂养，防止母乳中的巨细胞病毒通过乳汁传染婴儿。

● **单纯疱疹病毒抗体 2 型 IgM（HSV-2-IgM）**
正常结果为阴性。如发现有感染的迹象或检查呈阳性，应去条件较好的医院对胎儿进行检测。与此同时，对可能受感染的胎儿进行监测，若发现问题，应在医生的指导下终止妊娠。

乙肝筛查，减少宫内感染的概率

如果检查发现为乙型肝炎或丙型肝炎，要进一步检测乙型肝炎病毒DNA、丙型肝炎病毒RNA。查看是否感染肝炎病毒或肝炎病毒是否在体内复制，还是只是病毒携带者。如果能在早期发现急性肝炎病毒感染，及时治疗，对孕妈妈和胎宝宝是非常有益的。如果在怀孕中期或晚期发现，要严格消毒隔离，避免新生儿感染，减少母婴垂直传播。

教你看懂乙肝五项化验单

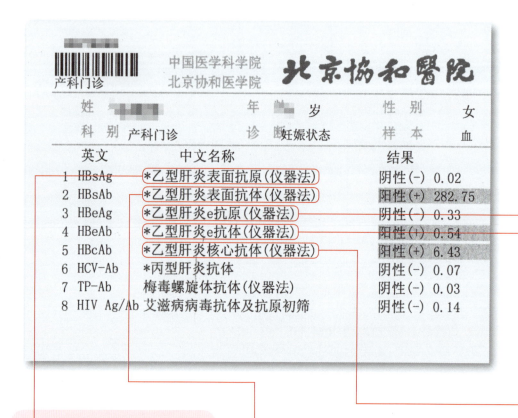

乙型肝炎表面抗原（HBsAg）
正常值为阴性，参考范围<0.05。此项结果是检测体内是否存在乙肝病毒。阳性就表明已经发现"敌情"——体内已经有病毒了。

乙型肝炎表面抗体（HBsAb）
正常值为阴性，参考范围<10.0。此项结果是检测体内是否有保护性。检查结果呈阳性，表明身体对乙肝病毒已经产生免疫力了，绝对是好事。

输血8项

检验报告单　病案号

ID号

样本号

单位	参考范围
IU/ml	阴性 <0.05
mIU/ml	阴性 <10.0
S/CO	阴性 <1
S/CO	阴性 >1
S/CO	阴性 <1
S/CO	阴性 <1
S/CO	阴性 <1.0
S/CO	阴性 <1

乙型肝炎 e 抗原（HBeAg）
正常值为阴性，参考范围<1。此项结果是检测体内的病毒是否复制及具有传染性。如呈现阳性，表示病毒正在积极"扩军"，传染性大。

乙型肝炎核心抗体（HBcAb）
正常值为阴性，参考范围<1。此项结果是检测体内是否感染过乙肝病毒。如呈现阳性，表示感染的过去式或现在进行时，核心抗体是个永久性的烙印，只要曾经感染过乙肝病毒，就会持续存在。

乙型肝炎 e 抗体（HBeAb）
正常值为阴性，参考范围>1。此项结果是检测体内的病毒是否受到抑制。

需要特别关注的孕期保健重点

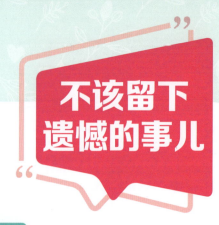

不该留下遗憾的事儿

 没在心仪的医院建上档

好遗憾呀

宝妈： 有经验的姐妹在我备孕的时候就跟我说，最好选家附近的医院，这样不仅平时做产检方便，万一有突发情况也不会耽误，还让我怀了就着手准备建档。不过，我当时听了没太在意，感觉这又不是商场大减价还用抢？结果，我真的去晚了，没能在家附近那个医院建档，有点小遗憾啊！

 生育高峰，建档要趁早

不留遗憾

马大夫： 近几年都是生育高峰，特别是二孩政策全面放开后，各医院，特别是大医院床位特别紧张，有些可能需提前"占床"，请准爸爸们一定要提前做准备。一般来说，要在得知怀孕的时候就去你心仪的医院排队挂号，让医生做各项检查，结果出来后，各项指标符合，医院在16～20周换大的病历卡，才表示建档成功了。

 不知道怎么挑选医院

好遗憾呀

宝妈： 关于在哪个医院生，我跟我老公主张先选离家近的，我公婆觉得首选有名的，最后还是拗不过公婆，选的医院资质全国有名，但是离我家很远，每次产检都好折腾。还好宝宝是在预产期来的，没有突袭我们，要不然真的是来不及去医院。

 选医院建议综合考虑

不留遗憾

马大夫： 观察医疗设施的清洁度和安全性，确定是否有儿科门诊等信息。检查目标医院资质，了解医院和医生的医疗水平，可以去医院论坛或者询问在此生过宝宝的其他产妇意见，确认医院和医生的可靠性。尽量选择离家近的医院，方便产检，一旦有异常情况也能迅速前往医院。

孕 8~12 周尽早建档

孕妈妈需要在 12 周左右带着相关证件到想要在整个孕期进行检查和分娩的医院做各项基本检查。医生看完结果，各项指标都符合条件，允许在这个医院进行产检、分娩的过程，这就是建档。建议孕妈妈在同一家医院进行连续的产检，避免出现漏项。

提前办好《母子健康档案》

《母子健康档案》是医院建档的前提，是为即将添丁的家庭提供一定的保健知识，并记录孕妈妈产前检查和分娩情况，以后宝宝的保健和预防接种都需要使用。孕妈妈孕 6 周之后可以到社区医院办理。一定要重视起来，需提前约好时间再办理。

建档需要做的检查

建档的各项基本检查包括称体重、量血压、问诊、血液检查、验尿常规等。血液检查中包括基本的生化检查，乙肝、丙肝、梅毒、艾滋病的筛查，TORCH 全套检查（备孕期发现异常，孕期有发热、皮疹、家有养猫或犬者做该项检查），检测肝肾功能，测 ABO 血型、Rh 血型等。尿常规主要是看酮体和尿蛋白是否正常，以及是否有潜血。

第一次怀孕的孕妈和准爸要一起查血型

现在大部分医院血型检查就是对孕妈妈和准爸爸做两套血型系统检查，一个 ABO 系统，一个 Rh 系统血型。如果当地医院查不了，就到当地血液中心检查。第一次怀孕第一次测定最好是夫妇两人共同去检查，以了解夫妇基础资料和抗体基础水平。检测可在妊娠第 16 周进行，然后于 28~30 周做第二次测定。

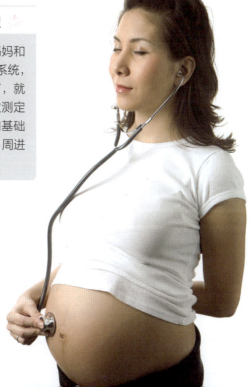

乙肝妈妈如何避免传染给孩子

乙肝病毒携带者当然可以要宝宝，但是可能会经血液、体液以及母婴垂直传播的方式将乙肝传染给宝宝，所以乙肝孕妈妈要了解怎么避免传染给孩子。

避免分娩时传播和产后传播，对于母亲HBsAg阳性的新生儿，应在出生后24小时内尽早注射乙肝免疫球蛋白（HBIG），最好在出生后12小时内注射，剂量应≥100IU，同时在不同的部位接种乙型肝炎疫苗。间隔1个月和6个月分别接种第2和第3针乙型肝炎疫苗。乙型肝炎疫苗可以阻断90%以上的新生儿感染乙肝。

对于宫内感染，无法通过上述措施预防。研究证明，携带乙肝病毒的孕妈妈传染给孩子的概率与孕妈妈血中HBV-DNA水平相关。当HBV-DNA≤106拷贝/毫升时，宫内感染的机会很低，分娩后采取阻断措施就够了；对于HBV-DNA≥107拷贝/毫升的孕妈妈，上述措施成功率降低，推荐怀孕3个月在医生的指导下进行抗病毒治疗，降低孕妈妈体内病毒的水平，可以进一步减小传染给孩子的概率。

对于产后的传播预防，保护好婴幼儿柔软的皮肤、黏膜，避免皮肤、黏膜损伤，血液、唾液不要直接接触，如伤口、母亲的血污等。其他可正常接触，如吻孩子的脸、头、手脚等《慢性乙型肝炎防治指南（2015更新版）》这样说道：新生儿在出生后12小时内注射HBIG(乙肝高免疫球蛋白)和乙型肝炎疫苗后，可接受HBsAg阳性母亲的哺乳。但是，是否进行母乳喂养，建议去咨询医生，具体问题具体分析。

孕期应该注意这4点

1. 孕期应定期测肝功能，警惕黄疸、恶心、肝区疼痛等症状的发生，一旦出现这些情况要及时就医

2. 要注意休息，保持良好的心情

3. 要尽量避免药物，尤其是对肝脏有损害的药物

4. 要注意合理饮食，忌烟酒、浓茶、咖啡

科学孕动，养出棒宝宝

在孕妇自然分娩的过程中，最痛苦的是疼痛，而比疼痛更痛苦的是被疼痛折腾了半天也生不出来。为了减少孕妇生产时的痛苦，从孕早期开始，孕妈妈就做一些轻缓、小幅度的腿部及胯部运动，可以促进顺产，减轻生产时的疼痛。

盘腿坐，锻炼大腿及胯部肌肉利于顺产

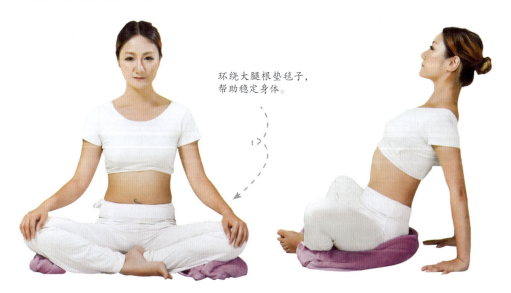

环绕大腿根垫毯子，帮助稳定身体。

1. 盘腿坐在瑜伽垫上，双脚不交叉，双手轻压双膝内侧，同时收缩阴道、肛门、尿道，然后放松，再次收缩，再放松。重复动作20次。

2. 脚掌心相对而坐，坐骨坐实，骨盆稳定，双膝向两侧打开，感觉大腿内侧有轻微伸展，手放在臀后侧支撑身体，保持胸腔打开，肩胛下沉，保持8个自由呼吸（可结合凯格尔运动）。

凯格尔运动

凯格尔运动主要是锻炼盆底肌，以便更好地控制尿道、膀胱、子宫和直肠。研究表明，加强盆底肌锻炼可改善直肠和阴道区域的血液循环，有助于产后会阴撕裂的愈合及预防产后痔疮，而且强有力的盆底肌可有效缩短产程。

孕妈妈可以在任何地方做凯格尔运动，在电脑上网、看电视，甚至在超市排队时都可以做。

（1）吸气收紧阴道周围的肌肉，就像努力憋尿一样。

（2）保持收紧状态，从1数到4，然后呼气放松，如此重复10次，每天坚持做3次。

来自天南海北的孕期问题大汇集

1 黄体酮保胎有没有不良反应?

马大夫答：预防流产、早产所用的黄体酮，即常用的黄体酮注射液、口服黄体酮及阴道黄体酮凝胶均属天然黄体酮，不会对胎儿造成伤害。孕妈妈在孕早期大约8周内，由排卵的卵巢继续分泌孕酮来支持妊娠。在怀孕8周后，胎盘早期绒毛也刺激黄体产生孕酮，到以后由胎盘分泌。如果自然产生孕酮的功能不足、孕酮下降，是流产、早产的重要原因之一，所以常用黄体酮来预防流产、早产。如果有必要使用黄体酮保胎不必太过担心。

2 超声发现心脏强回声光点，怎么回事?

马大夫答：心脏强回声光点是孕期超声筛查胎儿发育异常的软指标之一。心脏强回声光点多指胎儿心内乳头肌回声增强，发生率0.5%~12%，与心脏结构畸形没有关系，不会增加胎儿染色体异常的风险。所以当超声检查时只发现胎儿心脏强回声光点而没有其他异常时，胎儿是安全的，可以继续妊娠。

3 B超检查显示胎宝宝比实际孕周小，怎么办?

马大夫答：在产检时，经常会遇到胎宝宝相对于月份来说体重较轻的情况。排除一些感染或者染色体影响问题，如果孕妈妈体重增长不达标，食欲也不好，就要进行膳食调整。如果孕妈妈平时主食摄入过少或蛋白质和脂肪摄入得少，也可能影响孩子的生长发育，要有针对性地增加这类食物的摄入。如果体重增长正常，体重也比较合理，就有可能是遗传因素导致胎宝宝偏小，如父母双方有一方体形瘦小，孕妈妈不用担心。还有一种可能是胎盘功能不良，胎宝宝得不到充足的营养，这种情况应遵医嘱进行治疗。

怀孕篇

Part 5

孕4月 孕妈妈科学进补，合理增重

胎宝宝成长记录

1. 眼睑长成，且覆盖在眼睛上。
2. 脸上出现细小的绒毛，身体覆盖着细小松软的胎毛。
3. 骨骼和肌肉慢慢发达。
4. 胳膊和腿能做轻微活动了。
5. 内脏大致发育成形。
6. 生殖器官快速发育，能看出男孩女孩了。

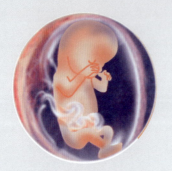

第13周
长出眼睛，但眼睑紧紧闭合

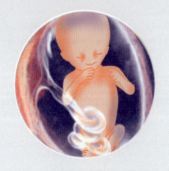

第14周
能皱眉，做鬼脸，吸吮自己的手指

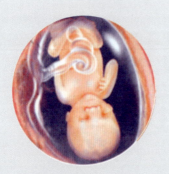

第15周
在羊水中练习呼吸

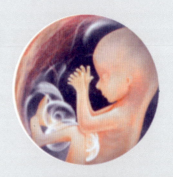

第16周
长出毛发，有呼吸运动

孕妈妈身体状态

1. 乳房明显胀大，乳晕颜色加深且直径有所增大。
2. 下腹部微微隆起，腹围增加约2厘米。
3. 子宫壁厚厚的肌肉延伸着，开始挤占内脏空间。
4. 子宫如小孩头般大小。
5. 胎盘已形成，羊水快速增加。

胎宝宝所需的重点营养

重点营养	胎妈妈的情况	食物来源
锌	生殖器官迅速发育，锌可以很好地促进生殖器官发育	牡蛎、瘦肉、鱼类、鸡蛋黄、花生
钙、磷、维生素D	骨骼正在迅速发育，钙、磷、维生素D对骨骼发育有好处	**钙**：牛奶及奶制品、虾皮、芝麻 **磷**：虾皮、鱼类 **维生素D**：猪肝、鸡蛋黄、奶酪、鱼肝油
维生素A、B族维生素、脂肪	可以做许多动作和表情，大脑正快速发育，这些营养素有助于大脑发育	**维生素A**：胡萝卜、大豆及其制品、动物肝脏 **B族维生素**：燕麦、糙米 **脂肪**：各种植物油、花生等坚果

孕妈妈所需的重点营养

重点营养	胎妈妈的情况	食物来源
蛋白质	子宫和乳房不断增大，补充蛋白质有助于胎儿肌肉组织的增长	鱼类、蛋类、瘦肉类、大豆及其制品
维生素C、维生素E	随着胎儿的快速发育，孕妈妈可能会出现妊娠纹或者妊娠斑，补充这些营养素可增加皮肤肌肉弹性	**维生素C**：番茄、橙子、猕猴桃 **维生素E**：玉米、腰果、橄榄油

可能需要的补充剂

叶酸片 孕中期
每天 400 微克

DHA 吃鱼少的孕妈妈
每天 200~300 毫克

孕中期要监测体重，科学管理

 没控制好体重，孕期长 40 多斤

宝妈：前 3 个月因为妊娠反应，吃不好睡不好，特别怕宝宝营养不足。所以妊娠反应一过去我就赶紧补营养，也是胃口大开，看什么都想吃，孕期长了 40 多斤。宝宝出生有点超重，我自己产后也很难恢复身材。

 孕中期每周增重 350~400 克为宜

马大夫：进入孕中期胎宝宝迅速发育，身长和体重都增长迅猛。孕妈妈在 16~27 周是体重增长加速期，腹部明显凸起，胸部和腰部也变化明显，此时的体重增长最好每周稳定在 350~400 克，这是控制体重的关键期。

 怕胆固醇高不吃鸡蛋黄

宝妈：我怀孕的时候很怕体重超标，产后不好恢复，吃东西上很克制。因为蛋黄的胆固醇高，我吃鸡蛋就从来不吃蛋黄，后来听见很多孕妈妈说蛋黄对宝宝的大脑和眼睛发育都很重要，真是不知道要怎么做才对。

 蛋白蛋黄一起吃才营养均衡

马大夫：蛋黄中含有较全面的营养，如维生素 A、维生素 B_1、卵磷脂等，对促进生长发育、大脑发育和维持神经系统功能具有重要意义。虽然蛋黄中含有较高的胆固醇，只要体重增长正常，没有妊娠并发症，不必格外限制胆固醇，每天吃 1 个全蛋是没问题的。

孕妈妈合理增重胎儿更健康

孕期的每一次检查都包括一个例行项目，就是称体重，足见体重管理在孕期的重要性。怀孕之后，体重增长是必然的，胎儿依靠胎盘获取营养，如果孕妈妈增重不理想，可能是获取营养不够，胎儿就有可能出现营养不良，生长迟缓等。因此，可以说孕妈妈的体重增长在一定程度上反映了胎儿的生长发育情况。除去必要的体重增长之外，孕妈妈要控制自身的脂肪储备，否则会引起妊娠并发症，如妊娠糖尿病、妊娠高血压，导致胎儿长成巨大儿，还会给孕妈妈产后恢复身材带来困难。

孕妈妈太胖，胎儿长成巨大儿

有的孕妈妈觉得好不容易怀上一个宝宝，就该让他长得大一点、胖一点，这样出生后孩子的身体底子好。其实这是大错特错的，孕期要讲究营养均衡，宝宝的出生体重最好控制在 3000~3500 克。如果足月出生的宝宝体重低于 2500 克，是足月低体重儿，可能是胎儿发育有问题，出生后容易出现生长障碍；如果宝宝体重大于 4000 克，就是巨大儿，则可能无法顺产，出现难产，宝宝长大后得慢性病的可能性增加。

增重过缓可能导致胎儿发育迟缓

孕期体重长多了不行，长少了也不行，因为孕妈妈既要满足自身的营养需要，还要供给胎儿成长所需的营养。如果体重迟迟不长，或者长得太慢就要警惕自己营养不良导致胎儿贫血，这会对宝宝出生之后的发育带来不良影响。孕妈妈增重太少也可能导致胎宝宝长得太小，体重不达标。出生时低体重会造成宝宝抵抗力低下，为出生后的生长发育埋下隐患。

巨大儿，不只是孩子长得大一点那么简单

巨大儿，医学上称为"高危儿"，发生低血糖、红细胞增多症、高胆红素血症和先天性心脏病、无脑儿等畸形的比例比一般婴儿高。巨大儿出生后，需要加强护理，注意并发症的发生，监测血糖、黄疸和其他有关的生化项目检查等。巨大儿长大后，往往在儿童期就容易长成小胖墩，儿童糖尿病的发生率也比出生时正常体重的宝宝高，成年后更是肥胖、高脂血症、心脏病、糖尿病的高发人群。

参考体重指数孕期科学增重

孕妈妈体重如何增长才健康？一般根据孕前 BMI 值来确定孕期体重增长范围。

体重指数（BMI）= 体重（千克）÷ 身高的平方（米^2）

怀孕前的 BMI 指数	孕期体重应增加多少	体重管理要求
< 18.5	12~15 千克	适当增加营养，防止营养不良
18.5~23.9	12 千克	正常饮食，适度运动
> 24	7~10 千克	严格控制体重，防止体重增加过多

管理体重最简便的方法就是监测体重，正确测量。一般孕妈妈孕早期的胃口不好，体重增加不多，而从孕中期开始告别了孕吐反应，食欲大增，如果管理不合理，就会体重增长迅速。因此，应该从孕中期开始定期定时监测体重，最好每天，至少也要每周测一次。

测量时间
最好在清晨排便后空腹测量，没进食时测量更准确。而且最好每次都在同一时间、同一身体状态下测量，能真实了解体重变化

穿着
每次最好只穿贴身衣物测量，而且每次穿同样重量的衣服也能减少测量误差

体重计的选择
孕妈妈身体笨拙，尤其是到孕晚期活动不便，最好购买专门的孕期专用体重秤（可和手机 APP 联结看结果），而平通的玻璃材质的体重秤有的摇晃不稳，容易摔倒

步行六步法，边走路边运动

孕中期，胎宝宝稳定了，此时孕妈妈如果没有不舒服的话，可以适当增加运动量。比如步行六步法可以增加热量的消耗，提高运动效果，可以避免孕期肥胖，不仅有助于顺产，还可以促进产后身材恢复。

第一步
轻松走

第二步
步幅加大

第三步 摆臂

第四步
呼吸配合，两步一呼、两步一吸，深缓呼吸

第五步
在步行中配合上肢运动，比如扩胸、肩绕环、肩侧平举等

第六步
上肢负重运动，可以买两只1.5磅（1磅≈ 0.45千克）的哑铃或腕绑沙袋，从摆臂开始，逐渐配合扩胸和肩绕环等动作

孕中期是纠正、补充、调整营养的最佳时期

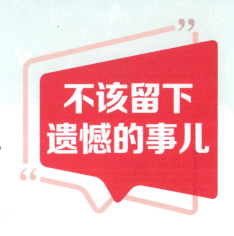

不该留下遗憾的事儿

纠结反季水果该不该吃

好遗憾呀

宝妈：我家在北方，恰好是十月份怀孕，刚好经历了整个冬天。如果按照应季水果吃，感觉除了苹果、橘子、柿子好像也没什么，有的时候特别想吃草莓、葡萄这种反季节的水果。该不该吃？特别纠结。

反季水果吃了也比不吃好

不留遗憾

马大夫：虽然从营养成分上说，反季水果营养并不逊色太多，但是本地当季成熟的水果是在光照、气候、温度等各种条件适宜的情况下自然成熟的，更天然、口感也更好。最好以当季果蔬为优先选择。

盲信海参花了不少冤枉钱

好遗憾呀

宝妈：怀孕后有一种"别人说吃什么好自己没吃就觉得对不起孩子"的心理，生怕因为自己没吃留下遗憾。吃海参就是因为被周围好多人推荐，几乎整个孕期都在吃，真是增加了不少花费，但好像也没有特别明显的效果。

不要过分依赖海参功效

不留遗憾

马大夫：对于海参，不要过分放大它的功效。海参虽然蛋白质比较高、脂肪含量相对较低，但一种食物即便营养再好，也不能取代其他食物。有条件的孕妈妈可以适当补充，但不要完全依赖，没有条件的孕妈也不必纠结吃不吃，均衡饮食才是获取营养的主要途径。

孕中期每天增加 300 千卡热量，蛋白质增至 70 克

大多数孕妈妈的早孕反应结束了，胃口已经恢复，孕妈妈要规划好营养均衡的餐谱，并做好体重规划。同时，为了胎儿健康，孕妈妈需适当增加热量，中国营养学会推荐孕妈妈在孕中期每天增加 300 千卡的热量。300 千卡热量并不需要多吃很多，大概只相当于 200 毫升牛奶加上 50 克肉类。

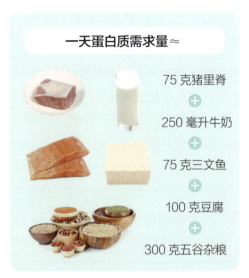

300 千卡 ≈
1 碗杂粮饭（200 克） ＋ 1 个鸡蛋 ＋ 3 颗板栗

一天蛋白质需求量 ≈
75 克猪里脊 ＋ 250 毫升牛奶 ＋ 75 克三文鱼 ＋ 100 克豆腐 ＋ 300 克五谷杂粮

孕中期开始，母体和胎儿组织增长加速，还要为分娩和产后乳汁分泌进行适当的储备，应增加蛋白质的摄入量，每天比孕早期增加 15 克，总量达到 70 克，其中优质蛋白质应占全部蛋白质的一半以上。优质蛋白质主要来自瘦肉、蛋类、鱼、虾、大豆及其制品。

胎儿甲状腺发育期，应适量吃海产品补碘

在怀孕第 14 周左右，胎宝宝的甲状腺开始发育。而甲状腺需要碘才能发挥正常的作用。孕妈妈如果碘摄入不足的话，胎宝宝出生后甲状腺功能低下，会影响中枢神经系统，特别是大脑发育。

一般孕妈妈只要坚持食用碘盐，同时每周吃 1~2 次海带、紫菜、虾等海产品，就基本能保证足够碘摄入了。缺碘、碘补过了都不好。一般来说，如果孕妈妈不缺碘不用特别补。

胎儿大脑发育加速期，增加摄入 DHA 和卵磷脂

孕中期胎儿生长发育增快，特别是脑的发育，重量增加，脑细胞迅速增殖，要供给充足的 DHA 和卵磷脂，它们都是大脑和神经系统的重要组成成分，能促进大脑和神经系统的正常发育。DHA 主要存在于深海鱼中，卵磷脂主要来自于各类坚果、鸡蛋黄和大豆及其制品中。

孕 4 月优选食物

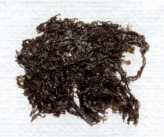

紫菜
富含碘、钙等矿物质,可以避免碘缺乏,促进胎儿甲状腺发育。

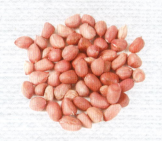

花生
富含蛋白质、锌、脂肪,对于胎儿大脑等发育很有好处。

橙子
含有丰富的维生素C、果酸,可以提高食欲、健胃,和富含铁的肉类同食能促进铁吸收。

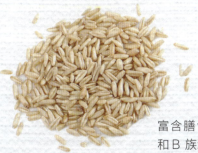

燕麦
富含膳食纤维、β葡聚糖和B族维生素。孕妈妈日常饮食中加入燕麦等粗粮,还能有效平稳血糖,预防妊娠糖尿病。

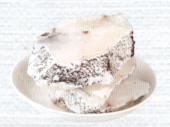

鳕鱼
富含优质蛋白质、DHA、维生素D等,有利于促进胎儿骨骼和大脑的发育。

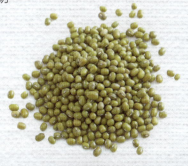

绿豆
属于低生糖指数食物,富含膳食纤维、蛋白质、钾和钙,可预防孕期便秘、妊娠糖尿病。

田园蔬菜粥

材料 大米100克，西蓝花、胡萝卜、蘑菇各40克。

调料 盐1克，肉汤500克。

做法

1. 西蓝花洗净，掰成小朵；胡萝卜洗净，去皮，切丁；蘑菇去蒂洗净，切片；大米淘洗干净。
2. 锅置火上，倒入肉汤和适量清水，大火烧开，加大米煮沸，转小火煮20分钟，下入胡萿卜丁、蘑菇片煮至熟烂，倒入西蓝花煮3分钟，再加盐调味即可。

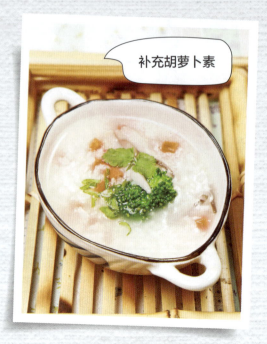

补充胡萝卜素

清蒸鳕鱼

材料 鳕鱼块500克。

调料 葱段、花椒粉、盐、料酒、酱油、水淀粉各适量。

做法

1. 鳕鱼块洗净，加盐、花椒粉、料酒抓匀，腌渍20分钟。
2. 取盘，放入鳕鱼块，送入烧沸的蒸锅蒸15分钟，取出。
3. 锅置火上，倒入适量油烧至七成热，加酱油、葱段炒出香味，淋入蒸鳕鱼的原汤，用水淀粉勾芡，淋在鳕鱼块上即可。

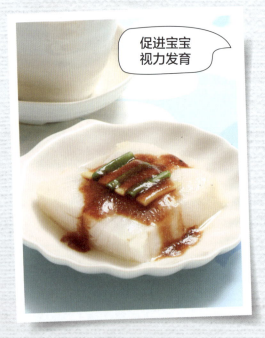

促进宝宝视力发育

这个月不能错过的孕期检查

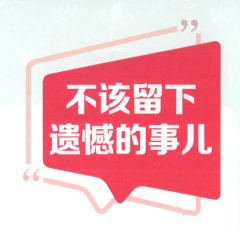

错过了做 NT 的最佳时间

好遗憾呀

宝妈：怀第一胎的时候，既兴奋又懵懂，虽然周围的人都给我传授过来人经验，但是我自己总是有种抓不住重点的感觉：记住这个忘了那个，不知道哪个要特别注意。就像产检做 NT，正好赶上过年前后，我就想过完年再去，当时我也不知道做 NT 还有最佳时间，以为晚一周也没关系，结果就错过了最佳时间。

孕 11~14 周是做 NT 的最佳时机

不留遗憾

马大夫：孕 11~14 周是做 NT 的最佳时机，如果孕 11 周之前做，胎宝宝比较小，B 超检查时看不出；如果检查过晚，胎宝宝的淋巴系统会吸收过多的液体，使得检查结果缺乏准确性。假如有的孕妈妈错过了 NT 检查的最佳时间，不必过分担忧，中期还有唐氏筛查及 B 超大排畸检查，也可以达到更深入的排畸检查效果。

不知道有没有做过测溶血

好遗憾呀

宝妈：我属于心大的妈妈，没有像闺蜜那样买了好多书去了解怀孕、产检什么的，稀里糊涂就把宝宝生了。后来听在同一产房的妈妈说起溶血的后果，也不知道我有没有做过检测溶血，想起来真后怕。

测溶血很重要

不留遗憾

马大夫：ABO 溶血病的症状轻重差别很大。轻症的孕妈妈仅出现轻度黄疸，容易被视为生理性黄疸而漏诊。重症则有可能发生死胎，不过十分少见。因此一定要检测溶血。

11~14 周孕检：做 NT 进行早期排畸检查，准确率很高

NT 是指胎儿颈后部皮下组织内透明液体的厚度，是产前筛查胎儿染色体异常的有效方法之一，能够作为判断是否为"唐氏儿"的重要依据。孕 11~14 周是做 NT 的最佳时机。NT 排畸检查项目并不是所有医院都能做，孕妈妈可以提前到能做的医院咨询并预约，防止错过最佳的检查时间。

帮你读懂 NT 值

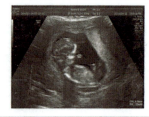

做 NT 不需要憋尿

做 NT 不需要憋尿，孕妈妈肚子里已经有羊水了，能看清宝宝了。其实，做 NT 前孕妈妈不需要什么特别的准备，可以放心吃早餐、饮水，都不会影响检查结果。

NT 即为颈项透明层。NT 值并不是越小越好，只要在参考范围内，不要高于或过于接近临界值，都是正常的。

NT 值

NT 排畸检查是孕早期的排畸检查。NT 值是指颈项透明层厚度，用于评估唐氏综合征的风险，就是早期唐筛。一般来说，只要 NT 的数值低于 3 毫米，都表示胎儿正常，无须担心。而高于 3 毫米，则要考虑唐氏综合征、特纳综合征等的可能。如果是这种情况，就一定要做好绒毛活检或者羊水穿刺的检查，来进一步排查畸形。

凝血检查，预测出血风险

凝血是指血液由流动的液体状态变成不能流动的凝胶状态的过程。凝血检查主要是了解孕妈妈的止血功能有没有缺陷，事先有所准备，避免在分娩过程中出现大出血的情况而措手不及。

教你看懂凝血检查化验单

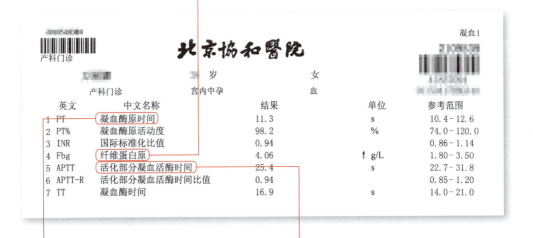

纤维蛋白原（Fbg）

参考范围为 1.80~3.50 克/升。纤维蛋白原是血液中含量最高的凝血因子，既是凝血酶作用的底物，又是高浓度纤溶酶的靶物质，在凝血系统和纤溶系统中同时发挥重要作用。超出正常范围有感染、炎症或肝脏疾病的可能。

凝血酶原时间（PT）

参考范围为 10.4~12.6 秒。凝血酶是由凝血酶原被激活而来的，凝血酶原时间也是凝血系统的一个较为敏感的筛选试验，主要反映外源性凝血是否正常。

活化部分凝血活酶时间（APTT）

参考范围为 22.7~31.8 秒。主要反映内源性凝血是否正常。

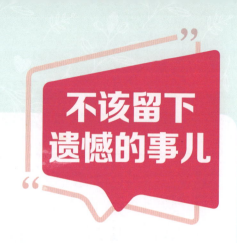

需要特别关注的孕期保健重点

 以为喝果汁好

好遗憾呀

宝妈：老公为了让我多吃水果特意买了榨汁机，每天让我喝一大杯鲜榨果汁。整个吃水果，我一天最多一个苹果一根香蕉，可打成汁后水果明显加量了。结果出现孕期高血糖。现在想想要是当时多摄入一些膳食纤维，可能就不会留下这样的遗憾了。

 喝鲜榨果汁也要适量

不留遗憾

马大夫：鲜榨果汁更加安全和健康，但首先每天饮用量不要超过200毫升。如果喝了果汁就不要再额外吃水果，以免摄入的果糖过多，引发肥胖。自制果汁最好不选择单纯榨汁的，而是选择带渣打制的，这样膳食纤维更足，如果过滤以后可能剩下的糖分含量非常高。

 怀孕不久出去玩儿差点流产

好遗憾呀

宝妈：怀孕到两个多月的时候，单位组织去港澳台玩儿，因为我的早孕反应不强烈，也不是什么刺激特别强的旅行，觉得出行完全没有问题，就跟着去了。后来发现，真是低估了舟车劳顿，回来的时候身体吃不消，有点见红，急忙去医院检查，还好最后没大事儿。

 孕期出游"选中间，避两头"

不留遗憾

马大夫：孕早期时，胎盘发育还不成熟，加上早孕反应，出行容易发生流产；孕晚期，孕妈妈腹部隆起，身体沉重，且子宫敏感性增加，如果运动幅度较大或者腹部受到冲击，很可能引起子宫收缩，导致早产。所以孕早期和孕晚期都不适合出行，孕期旅游最好安排在孕中期。

将孕期腹泻扼杀在摇篮中

孕期腹泻会加快孕妈妈肠蠕动，甚至引起肠痉挛，可能会刺激子宫收缩，甚至导致早产、流产等。所以孕妈妈绝不能忽视孕期腹泻，为了将孕期腹泻扼杀在摇篮中，下面给出了几点意见。

1 三餐要定时、定量，且清淡饮食、少油腻，多喝水

2 注意谷豆类、蔬果类、蛋奶类、肉类四大类食物的搭配

3 冷热食物分开食用，且吃完热食不要立即吃冷的。如果非要吃，最好间隔1个小时

4 在外就餐或点餐，要注意食品卫生和食品安全问题

5 忌吃自己容易引起腹泻的食物

6 孕期腹泻不论是食疗，还是用药，都要在医生的指导进行

科学孕动，养出棒宝宝

妊娠时因为孕激素的影响，关节韧带松弛，子宫增大，压迫盆腔组织与神经，同时由于腹部增大，身体的重心向后移，孕妈妈为了适应身体姿势的平衡，腰得向前突，久而久之容易让脊椎变形。平时可以做一做手臂伸展操，强健肩部肌肉，舒展脊椎。

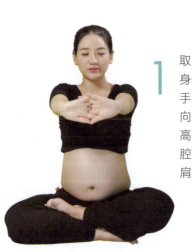

1 取坐姿，双手在身体前十指交叉，手掌外翻，手臂向前伸展与肩同高。注意感受胸腔扩展、上提，肩胛骨向下沉。

2 吸气，手臂向头顶伸展，掌心朝向屋顶，拉伸躯干，保持3个呼吸回合，然后呼气，放松还原。

来自天南海北的孕期问题大汇集

1 3个月以后很多孕妈妈就不吐了，为什么我反而吐得更厉害了？

马大夫答：在怀孕的早期会出现如食欲缺乏、呕吐等早孕反应，这是孕妈妈特有的正常生理反应，通常会在孕12周左右自行缓解。但也有的孕妈妈会出现孕吐提前开始、迟迟不消退的情况，如果呕吐不是特别严重，这是正常的。如果呕吐、恶心严重，建议到医院检查，排除是否有其他病理情况。柠檬汁、土豆、苏打饼干等食物对孕吐有改善作用，恶心时可以吃一点。另外，孕妈妈因呕吐影响进食的话，建议喝点孕妇奶粉。

2 宫底高度与预测的孕龄不符合怎么办？

马大夫答：在做产前检查时，医生就会给一个公告的标准答案，并判断是异常情况还是个体差异。如果宫底高度与预测的孕龄不符合，主要是观察自身的变化，只要宫高随着孕周增长而逐渐增高，胎儿大小合适，就没有问题。如果医生没有建议做进一步的检查，就不用担心。

3 4个月以后可以有性生活吗？

马大夫答：孕中期是可以有性生活的，但建议不要过频，以一周一次为宜。此外，建议性生活采用男方在后，女方在前，从后面进入，相当于搂抱式。这样一方面不会进入太深，另一方面对孕妈妈腹部的压迫也会小点。孕晚期的性生活更要节制，临产前1个月要禁止性生活。

怀孕篇

Part 6

孕5月
胎动更明显，听听宝宝美妙的心跳声

胎宝宝成长记录

1. 大脑仍在发育。
2. 头上长了一层细细的头发。
3. 眉毛开始形成。
4. 胎盘直径有所增加。
5. 四肢骨骼和肌肉继续发育,胳膊和腿不停地活动。

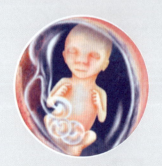

第 17 周
出现胎动(没有胎动也不必着急)

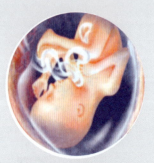

第 18 周
能听到声音了

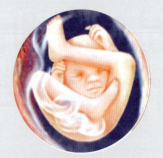

第 19 周
出现皮脂

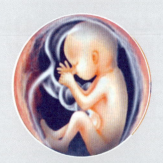

第 20 周
出现排尿,吞咽功能

孕妈妈身体状态

1. 乳房不断增大,乳晕颜色继续加深,乳房分泌浅黄色液体,为哺乳做准备。
2. 臀部更加丰满,外阴颜色加深。
3. 子宫如成人头部大小,下腹部明显隆起。
4. 子宫底的高度约与肚脐平。

胎宝宝所需的重点营养

重点营养	胎宝宝的情况	食物来源
钙、蛋白质、脂肪	胎宝宝这个阶段开始储备皮下脂肪，需要补充大量的蛋白质、钙和脂肪	**脂肪**：植物油、坚果 **蛋白质**：瘦肉、去皮禽肉、鱼、虾、大豆及其制品、蛋类 **钙**：奶及奶制品、虾皮
B族维生素、维生素A	听力形成，视网膜开始形成，对强光有反应，补充B族维生素、维生素A有利于宝宝的视力、听力发育	**B族维生素**：燕麦 **维生素A**：胡萝卜、绿叶蔬菜、动物肝脏等

孕妈妈所需的重点营养

重点营养	胎宝宝的情况	食物来源
蛋白质、维生素C、膳食纤维	缓解孕期牙龈出血、便秘等	干果、大豆及其制品等
叶酸、铁	避免孕妈妈出现贫血	**叶酸**：绿叶蔬菜，比如菠菜、芹菜、油麦菜等，以及橘子、橙子等柑橘类水果 **铁**：动物肝脏、动物血、瘦肉

可能需要的补充剂

叶酸片 每天400微克 — 孕中期

DHA 遵医嘱服用 — 吃鱼少的孕妈妈

控制总热量不超标，全面补充营养

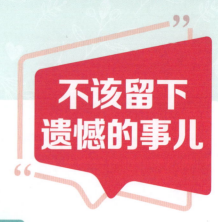

 差点补钙过量
好遗憾呀

宝妈： 同小区的一位妈妈每次遇见都会传授一些孕期经验，她怀宝宝的时候有点缺钙，虽然没造成大问题，但是宝宝出生后有轻微缺钙情况，叮嘱我要注意补钙。我当时已经补充了复合维生素片，怕不够又单独吃了钙片，产检时跟医生说了这个情况，检查后医生让我停掉了钙片。还好吃得不多，差一点就补过量。

 钙不是越多越好
不留遗憾

马大夫： 在孕中期，如果孕妈妈已经补充了复合营养素，没有出现任何不适症状，就不需要单独补钙。但是，如果出现了小腿抽筋、牙齿松动、关节疼痛、骨盆疼痛等症状，那就需要有针对性地补钙了。

 以为多吃一点就补营养了
好遗憾呀

宝妈： 我知道从备孕开始就应该为怀孕做营养准备，爱吃的不爱吃的能多吃就多吃，但是到了孕中晚期的时候又是缺铁又是缺钙的。后来咨询营养师才知道当时补营养方式不对才出现这种情况。最后只能食补、药补一起进行，好在没有带来太大的影响。

 孕期营养不是简单的多吃
不留遗憾

马大夫： 饮食营养不是简单多吃那么简单，备孕时要做到平衡膳食、食物多样化。如果身体出现缺铁等症状，需要重点补充相关营养素。孕期时，孕妈妈的身体会出现一系列的代谢变化，要根据自身和胎儿的发育特点有针对性补充，比如胎儿大脑发育了就要增加DHA，视力发育了就要多补充维生素A。

补充脂肪最佳时期,为分娩和产后哺乳做能量储备

孕中期开始,脂肪开始在腹壁、背部、大腿等部分存积,为分娩和产后哺乳做能量准备。孕中期是补充脂肪的最佳时期,不要等到孕晚期才增加脂肪摄入,那样只会导致孕妈妈肥胖。热量摄取仅比孕前多300千卡(约为200克牛奶和50克肉蛋的量),其中蛋白质要增加15克,也就是鸡蛋、肉类、大豆及其制品等蛋白质类食物总量每天增加50克即可。

孕妈妈可以通过增加芝麻、花生等含不饱和脂肪酸食物的摄入来增加脂肪摄入,也可以增加适量的鱼、肉、蛋的摄入。食材要巧搭配,常换样。再好的食物也不能总吃一种,比如,鸡肉虽富含优质蛋白质、脂肪含量低,热量也低,但是不饱和脂肪酸、铁含量不高,所以要和鱼肉、牛羊肉、猪瘦肉等交替来吃。

保证 B 族维生素,促进热量代谢和蛋白质合成

孕中期每天的热量有所增加,此时一定不要缺乏 B 族维生素,否则会导致能量代谢异常。同时,B 族维生素也是胎儿生长发育必不可少的,对于胎儿的头发、皮肤生长有重要意义。粗粮杂豆中 B 族维生素的含量最多,应增加这类食材的摄入量。

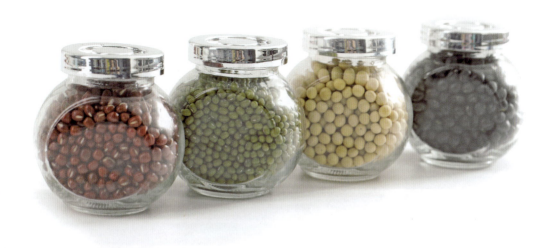

注意钙与磷摄入比，促进胎儿骨骼发育

到了孕中期，胎儿的骨骼和牙齿等发育都需要钙的支持。孕妈妈对钙的需求量也增长为每天 1000 毫克。此时每天除了喝 300 克牛奶或酸奶补钙外，还可以适量摄入大豆及其制品、坚果等。

同时要注意钙与磷的摄入比例，如果孕妈妈钙和磷摄取比例不当，宝宝出生后患佝偻病和软骨病的概率增加。含钙、磷的食物有奶及奶制品、海带、黄豆、木耳、花生、动物肝脏以及鱼虾类。绿色蔬菜也可以弥补钙和磷的不足。

增加锌的摄入，避免胎儿发育不良

锌参与体内热量代谢，与蛋白质的合成密切相关。胎儿缺锌会影响大脑发育和智力发展，出现出生时低体重儿，甚至畸形。牡蛎含锌量较高，其他海产品和肉类次之。含锌比较高的植物性食物有黑芝麻、糯米、黄豆、毛豆、紫菜等；动物性食物有牡蛎、牛肉等。

增加维生素 A 或胡萝卜素的摄入，促进胎儿视力发育

维生素 A 对胎宝宝的视力发育、皮肤发育、抵抗力提升等关系密切。孕中期每天的维生素 A 摄入量为 770 微克。动物性食物，如动物肝脏、动物血、肉类等不但维生素 A 含量丰富，而且利于人体吸收，是维生素 A 的良好来源。胡萝卜素在体内可以转化生成维生素 A，在红色、橙色、深绿色植物中广泛存在。西蓝花、胡萝卜、菠菜、南瓜、芒果等是胡萝卜素的一个重要来源。

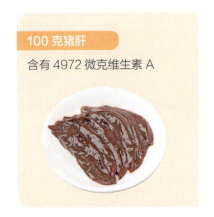

100 克猪肝
含有 4972 微克维生素 A

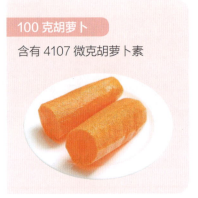

100 克胡萝卜
含有 4107 微克胡萝卜素

孕5月优选食物

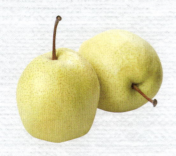

梨
可让孕妈妈获得多种维生素和矿物质,中医认为梨可以生津、润燥、清热、化痰。

鹌鹑蛋
富含蛋白质和卵磷脂,有利于促进胎儿大脑和神经系统发育。

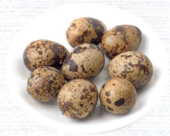

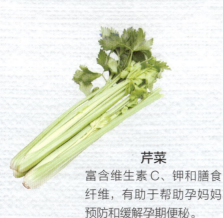

芹菜
富含维生素C、钾和膳食纤维,有助于帮助孕妈妈预防和缓解孕期便秘。

豆芽
含有丰富的蛋白质、叶酸、维生素C及钙,有利于为孕妈妈补充营养,也有助于胎儿骨骼和大脑的发育。

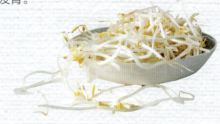

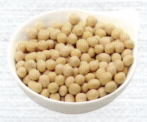

黄豆
可为孕妈妈提供膳食纤维、卵磷脂、钙、大豆异黄酮等成分,能促进胎儿大脑发育。

海带
富含碘、钾、铁等矿物质,还富含维生素B_2,非常有利于胎儿器官和视力发育。

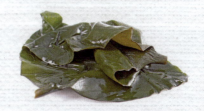

西芹腰果

材料 西芹 250 克，腰果 40 克。
调料 盐 2 克，葱花、姜丝各 5 克。
做法
1. 油锅烧至四成热，放入腰果，炒至微微变黄，捞出、沥油、凉凉后备用；西芹择洗干净，切段。
2. 油锅烧至六成热，放入葱花、姜丝，炒出香味后捞出，快速放入西芹段、腰果、盐，略微翻炒，快速出锅装盘。

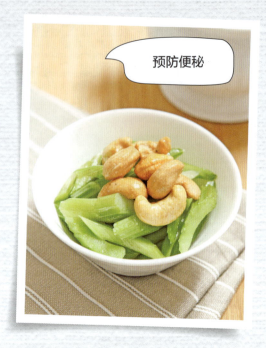

预防便秘

海带腔骨汤

材料 腔骨 500 克，水发海带 50 克，枸杞子 5 克，红枣 20 克，水发香菇 3 朵。
调料 姜片、盐各 2 克，料酒、醋各 10 克，香油少许。
做法
1. 将腔骨洗净，剁块，焯烫，捞出；香菇洗净，去蒂，切片；枸杞子、红枣洗净；海带洗净，切段。
2. 将除枸杞子、醋、盐、香油外的所有材料放锅中，加姜片、料酒大火煮开后改小火慢炖，直至快熟时放枸杞子、醋继续煮至熟时关火，加盐，淋香油即可。

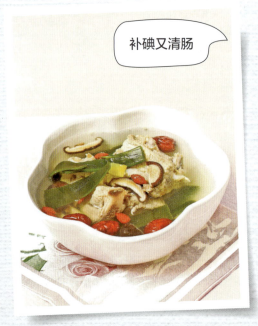

补碘又清肠

这个月不能错过的孕期检查

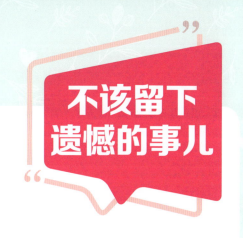

 没有做羊水穿刺

好遗憾呀

宝妈： 我是高龄妊娠，医生说做唐筛肯定是高危，不用做了，直接准备羊水穿刺。虽然医生对我详细说了羊水穿刺的科学性，但是听人家说羊水穿刺对宝宝不好，还是很害怕，最后没做。当时想不管宝宝什么样，以后都会好好养他，现在想想真是后怕，幸好宝宝出生很健康。

 羊水穿刺对胎儿不会造成伤害

不留遗憾

马大夫： 虽然羊水穿刺是侵入性的检查，但穿刺过程全部由B超监控，对胎儿不会造成伤害，只会稍微提高流产概率，约为0.3%。怀孕4个月时，羊水量至少会有400毫升以上，而羊水穿刺时只抽走20毫升左右，所以有危险的概率非常低。孕妈妈需要做羊水穿刺时，应到条件相对较好的大医院。

 乳房胀痛不知道怎么办

好遗憾呀

宝妈： 我乳房比较敏感，怀孕以后乳房胀痛厉害，都说是正常反应，为分泌乳汁做准备呢，我也就一直强忍着了。现在才知道有一些办法是可以帮助缓解疼痛的，真遗憾当时不知道。

 调整饮食、内衣，适当运动可缓解乳房胀痛

不留遗憾

马大夫： 怀孕因为孕激素的作用，乳房会出现胀痛现象。这时要注意饮食清淡，内衣更换较大的尺寸，适当运动促进血液循环，甚至可以用热毛巾敷一敷乳房。这些措施都对孕期乳房胀痛有所缓解。

一定要做唐氏筛查

唐氏综合征是染色体异常导致的一种疾病，可造成胎宝宝身体发育畸形，运动、语言等能力发育迟缓，智力严重发育障碍。多数唐氏综合征伴有各种复杂的疾病，如心脏病、传染病、弱视、弱听等，且生活不能自理。

一般35岁以内的孕妈妈做唐氏筛查最佳的检测时间是孕15～20周，35岁（指分娩时达到35岁）及以上的高龄产妇，以及有其他异常分娩史的孕妈妈，要咨询产科医生，了解羊水穿刺等产前诊断。

唐氏筛查报告单分析

HCG
反映人绒毛膜促性腺激素的浓度，医生会将这些数据连同孕妈妈的年龄、体重及孕周等，通过计算得出胎宝宝患唐氏综合征的危险度。

21-三体综合征
风险截断值为1：270。此报告单的此项检查结果为1：1500，远低于风险截断值，表明患唐氏综合征的概率很低。

18-三体综合征
风险截断值为1：350。此报告单的此项检查结果为1：40000，远低于风险截断值，表明患唐氏综合征的概率很低。

多久能看到唐筛结果

我做唐筛，是一次就顺利通过了。分享下经验，北京协和医院是早、中孕联合筛查，第一次在12周的时候抽血，第二次在16周时抽血。12周检查的结果不出，与16周检查的抽血结果合并一份最终报告。所以，第一次唐筛的妈妈不用紧张，因为确实没有检测结果。16周检查的结果一般是在15个工作日后出。唐筛的检测是每周做一次，有些检测可能还需要复核，并且录入指标计算风险。

AFP

甲胎蛋白是女性怀孕后胚胎干细胞产生的一种特殊蛋白，如果胎宝宝是无脑儿，患开放性脊椎裂，妈妈血中AFP含量会超出正常值。这种物质在怀孕第6周就出现了，随着胎龄增长，孕妈妈血中的AFP含量越来越多。胎宝宝出生后，妈妈血中的AFP含量会逐渐下降至孕前水平。

MoM（multiple of media）

即中位数倍数的意思，也就是与相同孕周孕妈妈数值的中位数相比，测量值是中位数的倍数。

血清学产前筛查报告单

姓名：	出生日期：	预产年龄：
胎儿数： 1	末次月经：	孕周计算基于： CRL
送检单位：	门诊卡号：	

样本信息

样本编号：	29954	采样日期：	
体重：	72 kg	采样时孕周：	16周5天
B超日期：		B超孕周：	12周0天
CRL：	53 mm	BPD：	

样本测试项目：

标记物	结果	单位	校正MoM
AFP	24.93	U/mL	0.91
HCGb	13.18	ng/mL	1.04
uE3	3.31	nmol/L	0.74

风险计算项目

筛查项目：	21—三体综合征		
筛查结果：	低风险		
风险值：	1：1500	年龄风险：	1：510
风险截断值：	1：270		

筛查项目：	18—三体综合征		
筛查结果：	低风险		
风险值：	1：40000	年龄风险：	1：4600
风险截断值：	1：350		

筛查项目：	NTD
筛查结果：	低风险
风险值：	
风险截断值：	AFP=2.5MoM

筛查结果

"低风险"表明低危险，"高风险"表明高危险。即使结果出现了高风险，孕妈妈也不必惊慌，因为高风险人群也不一定都会生出唐氏患儿，还需要进行羊水细胞染色体核型分析确诊。

唐筛如出现高危,需要做羊水穿刺

胎儿染色体的异常,如果不伴有结构异常的时候,B超检查不显示,主要通过羊水穿刺获取胎儿细胞,然后进行胎儿染色体核型分析才能诊断胎儿染色体疾病。还有一些遗传病属于基因突变或先天性基因方面异常导致的,可能就要进行一些特殊的、针对这种基因型的检测。

5~10分钟即可完成,有一种打针时的针扎感觉,孕17~23周为最佳检查时机。

羊水穿刺图解

可以选择做无创 DNA,但不能代替羊水穿刺

无创 DNA 产前检测是通过采集孕妈妈外周血10毫升,从血液中提取游离 DNA(包含孕妈妈 DNA 和胎儿 DNA),来分析胎儿的染色体情况。无创 DNA 产前检测的检查准确率可达 92%~99%,可避免出现手术并发症如出血、感染流产等,未来可作为广泛普遍的检测技术,提高健康婴儿的出生比例。相对于传统的羊水穿刺检测,会让孕妈妈没有那么大的精神压力。无创 DNA 产前检测现在还代替不了羊水穿刺。虽然无创 DNA 产前筛查的准确率高达 99%,但它也只是一种筛查,如果筛查结果是阳性,最终还是要通过羊水穿刺检查来确诊。

哪些孕妈妈需要做羊水穿刺

并不是所有孕妈妈都需要进行这项检查,如果你有以下一种情况,请考虑做相应检查:①预产年龄超过35岁(含35岁)的高龄孕妈妈。②唐氏筛查未过的孕妈妈。③产前筛查胎儿染色体异常高风险的孕妈妈。④曾生育过染色体病患儿的孕妈妈。⑤产前B超检查怀疑胎儿可能有染色体异常的孕妈妈。⑥夫妇一方为染色体异常携带者。⑦孕妈妈曾生育过单基因病患儿或先天性代谢病患儿。⑧医生认为有必要进行该检查的其他情况。

需要特别关注的孕期保健重点

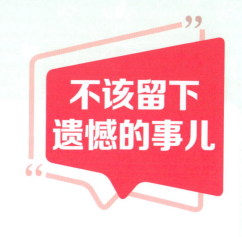

 差一点妊娠高血压

好遗憾呀

宝妈：怀孕前属于有点跟血压高擦边，就是平时测量血压没什么问题，一工作压力大，睡眠不好血压就上去，基本上摸透自己血压升降的规律，我也没当回事儿，觉得注意下就好。知道怀孕后几次产检，医生一而再告知要控制好血压，再发展下去就要变成妊娠高血压了。

 妊娠高血压以预防为主

不留遗憾

马大夫：目前还没有预测妊娠期高血压的可靠方法，做好预防对于降低妊娠高血压的发生具有重要意义，而自觉进行产前检查就是一个有效预防的手段。同时注意合理饮食，进食富含蛋白质、维生素、铁、钙、锌等元素的食物和新鲜蔬果，减少动物脂肪和盐的摄入。平时要保证足够的休息和保持愉快的心情。

 出现妊娠纹

好遗憾呀

宝妈：没怀孕的时候看见周围朋友因为生孩子长了妊娠纹，觉得好难受，一直祈祷自己不要长，买了各种各样打着去妊娠纹旗号的护肤品备用。结果天不遂我愿，还是长了妊娠纹，而且擦什么都不管用。

 保持肌肤弹性预防妊娠纹

不留遗憾

马大夫：妊娠纹主要是因为脂肪和肌肉增加得多而迅速，导致皮肤弹性纤维不堪牵拉而损伤或断裂形成的。妊娠纹会在产后颜色变浅，但很难消失。避免妊娠纹，关键是提前预防，可以通过控制体重、适量运动来预防妊娠纹，以乳液为辅来帮助肌肤保持皮肤弹性。

孕20周以后应密切监测血压变化

孕20周是监测血压的关键时期。孕妈妈在孕20周以前出现高血压，多是原发性高血压；如果20周以前血压正常，20周以后出现高血压，并伴有蛋白尿及水肿，称为子痫前期。

健康年轻女性的平均血压范围是为100/70毫米汞柱到120/80毫米汞柱。如果血压在一周之内至少有两次高于140/90毫米汞柱，而平常的血压都很正常，那么医生会多次测量血压，检查是否患了妊娠高血压。

易患妊娠高血压的人群
1. 初产妇。
2. 孕妈妈年龄小于18岁或大于40岁。
3. 多胎妊娠人群。
4. 有妊娠高血压病史及高血压家族史的人群。
5. 患慢性高血压的人群。
6. 患慢性肾炎、糖尿病等疾病的人群。
7. 营养不良及低经济状况的人群。
8. 患红斑狼疮等自身免疫疾病的人群。

当血压值高于正常水平，并且连续几次居高不下时，就会引起医生的关注。如果血压开始升高了，那尿常规结果对于接下来的诊断就至关重要了。如果尿液中没有出现蛋白质，被诊断为妊娠期高血压的概率很高；如果尿液中有蛋白质，则可能处于子痫前期的早期阶段，需要更频繁地做产前检查。

不必苛求整夜都保持左侧卧位

睡眠姿势对胎儿和孕妈妈的影响，来源于子宫对腹主动脉、下腔静脉、输尿管的压迫，子宫增大才会有这样的影响。到了妊娠5个月以后，子宫会迅速增大，此时睡姿容易对孕妈妈和胎儿产生影响，孕妈妈从这时起要注意睡姿。

相对来说，采取左侧卧位睡觉对胎儿的成长发育和孕妈妈的身体健康都是有好处的。当孕妈妈采取左侧卧位时，右旋的子宫得到缓解，减少了增大的子宫对腹主动脉及下腔动脉和输尿管的压迫，同时增加了子宫胎盘血流的灌注量和肾血流量，使回心血量和各器官的血液供应量增加，有利于减少妊娠高血压的发生，减轻水钠潴留和水肿。

虽然左侧卧位有种种好处，但是不要求孕妈妈整夜都保持左侧卧位，因为没人能整夜保持一种睡姿。孕妈妈只要做到躺下休息时，尽量采取左侧卧位，半夜醒来时发现自己没有采取左侧卧位，就改为左侧卧位，如果感觉不舒服，就采取让自己舒服的体位。胎儿有自我保护能力，如果他感觉不舒服，就会让孕妈妈醒来或者在睡梦中采取舒服的体位。

科学孕动，养出棒宝宝

一个简单弯曲下压身体的小动作，却有多方面的保健作用，很适合孕妈妈。有助于缓解肩背疼痛和疲劳，改善手臂水肿、抽筋等不适，还能锻炼腹部肌肉的收缩力，扩张骨盆，为自然分娩增加助力。

背手压身，缓解肩背疼

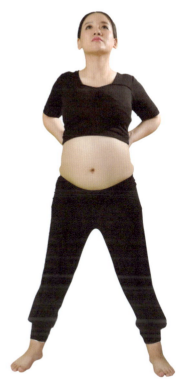

1 站立姿势，两脚分开，比肩宽，保持双脚平行，双手叉在后腰，吸气，抬头挺胸。

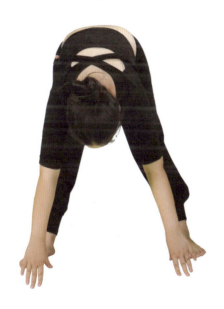

2 呼气，缓缓向前向下弯腰，用双手掌支撑地面，保持3个呼吸。

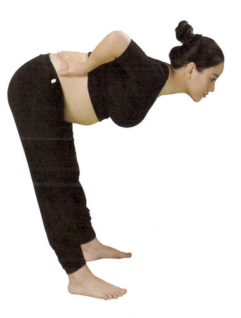

3 吸气，抬头，双手扶于腰胯部，保持腰背部平直，慢慢起身。恢复站立姿势，休息1分钟。

来自天南海北的孕期问题大汇集

1 我怀孕 5 个月了，可肚子还是不太明显，跟月份差不多的孕妈妈比，显得很小，请问这是什么原因？是不是胎儿在肚子里出了什么问题？

马大夫答：首先要确定自己是不是有 5 个月了，有时候由于计算失误可能真正的时间还不到 5 个月。其次，如果一切正常的话，就不要担心，因为有些孕妈妈就是现在可能不显，到孕后期肚子会迅速变明显。但是如果身体有什么不适症状，就要去医院检查一下。

2 怀孕才 5 个月，站久了脚就会肿，怎么办？

马大夫答：只要血压正常，尿蛋白阴性，孕期轻度水肿是正常现象。一般情况下，轻度水肿不会对胎儿和孕妈妈造成明显的影响。如果水肿蔓延到上肢，甚至面部，需要及时就医。轻度水肿可以通过下面的方法加以调节：① 尽量少吃盐。② 每天喝水不超过 1500 毫升。③ 适当活动，不宜过累。④ 不要长时间站立。⑤ 坐或躺下时把腿抬高。

3 生头胎时没有妊娠纹，这次再怀也不会有吧？

马大夫答：尽管头胎没有长妊娠纹，但如果体重增长过快，还是有可能产生妊娠纹。只要肚子变大，就会加重孕妈妈身体的负担，而皮肤的伸缩程度是有限的。体重增加过快，妊娠纹会随之出现。孕妈妈如能让自己的体重缓慢增加，那么皮肤也能逐渐展开，这样出现妊娠纹的可能性就会降低。

怀孕篇

Part 7

孕6月
越来越显怀，
大大的肚子像个球

胎宝宝成长记录

1. 大脑快速发育,大脑皮层褶皱并出现沟回,给神经细胞留出生长空间。
2. 胎宝宝好动,脐带有时会缠绕在身体周围,但并不影响胎宝宝活动。
3. 皮肤有褶皱出现。
4. 肺泡开始形成。
5. 在神经控制下,能把两个手臂同时举起来,能将脚蜷曲起来以节省空间。
6. 胎宝宝的活动越来越频繁。

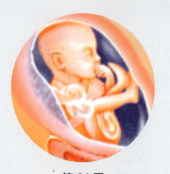

第21周
脑部出现海马沟

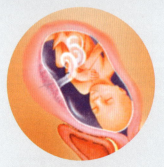

第22周
恒牙牙胚逐渐发育

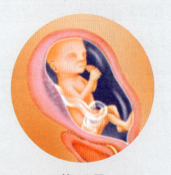

第23周
骨骼、肌肉长成,视网膜形成

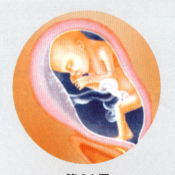

第24周
各脏器已发育,眉毛继续生长

孕妈妈身体状态

1. 身体越来越笨,子宫也日益增大压迫到肺,在上楼时会感觉到吃力,呼吸相对困难。
2. 上围越来越丰满,此时需要对乳头进行适当的按摩。
3. 小腹明显隆起,一看就是孕妇的模样了。
4. 偶尔会感觉腹部疼痛,是子宫韧带被牵拉的缘故。

胎宝宝所需的重点营养

重点营养	胎妈妈的情况	食物来源
DHA	胎宝宝的大脑发育迅速，DHA能促进脑细胞分化	各种深海鱼类和核桃、腰果等坚果
牛磺酸	胎宝宝神经系统以及视网膜的发育都需要牛磺酸	海鱼、贝类，如墨鱼、章鱼、虾、牡蛎、蛤蜊等

孕妈妈所需的重点营养

重点营养	胎妈妈的情况	食物来源
各种维生素	容易出现妊娠斑，多摄取维生素C可以防止妊娠斑的出现	各种新鲜的蔬菜和水果
铁	孕妈妈自身血容量的增加和胎儿发育都需要大量铁	畜瘦肉、动物肝脏、动物血等

可能需要的补充剂

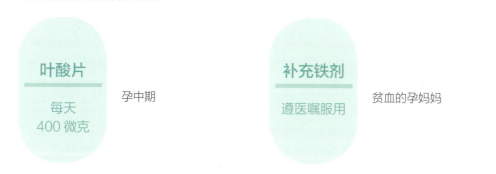

叶酸片 每天 400 微克 —— 孕中期

补充铁剂 遵医嘱服用 —— 贫血的孕妈妈

孕妈妈血容量增加，避免贫血这样吃

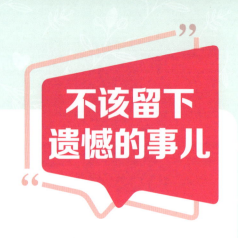

久坐不动静脉曲张
好遗憾呀

宝妈： 我是电脑一族，没怀孕那会就不爱运动，怀孕了就更不爱运动了。虽然去产检医生三番五次提醒要适当运动，至少要做到电脑前坐一小时就要起来活动活动，上下班最好有段散步的路程。但是我没听，结果月份大了就出现了静脉曲张。

孕中期要避免发生静脉曲张
不留遗憾

马大夫： 怀孕后，子宫和卵巢的血容量增加，可能导致下肢静脉回流受到影响，进而产生静脉曲张。防治静脉曲张，孕妈妈要避免体重增加太多，不要久站或久坐，可以选医用弹性袜，还要每天坚持散散步以利于全身血液的循环，都能有效预防静脉曲张。

猪肝吃多了
好遗憾呀

宝妈： 周围很多生完孩子的朋友都出现不同程度的贫血，特别提醒我一定要注意补铁，告诉我要吃猪肝。然后我基本上就一周吃三四次猪肝，产检进行营养咨询的时候才知道自己吃多了，不仅增加了胆固醇摄入，还存在着安全隐患，毕竟肝脏是排毒器官。

猪肝补铁效果好，可一周吃1~2次
不留遗憾

马大夫： 为预防缺铁性贫血，整个孕期都应该注意摄入含铁丰富的食物，如猪肝。为使猪肝中的铁更好地被吸收，建议孕妈妈食用猪肝坚持少量多次的原则，每周吃1~2次，每次吃30~50克。为避免猪肝的安全隐患，应购买来源可靠的猪肝，在烹调时一定要保证彻底熟透再吃。

铁的需要量应达到每日24毫克

孕妈妈的血容量在孕中期大大增加，容易贫血，对于铁的需求较多，要增加至每天24毫克。如果铁的摄入量不足，孕妈妈可能会发生缺铁性贫血。贫血会导致子宫缺血，容易发生妊娠期高血压，严重贫血的孕妈妈容易患产褥感染。贫血的孕妈妈出现早产、死产的概率高于正常孕妈妈。

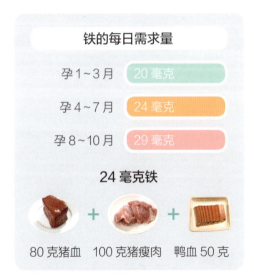

补铁首选动物性食物，因为吸收率高

铁分血红素铁和非血红素铁，前者多存在于动物性食物中，后者多存在于蔬果和全麦食品中。单纯从吸收率上看，血红素铁更容易被人体吸收，而且不容易受干扰因素的影响。植物性食物中铁的吸收率相对较低，还容易受到植酸、草酸等的干扰和影响。因此补铁以动物性食物为主，植物性食物为辅，但也不需要每天吃一大块肉来满铁的需要，以避免脂肪摄入过多。每餐只需要比之前增加一点肉或鱼即可。经常吃维生素C含量高的蔬果，如橙子、猕猴桃、樱桃、柠檬、西蓝花等，能促进铁的吸收，帮助改善贫血。

另外诸如红枣、桂圆、桑葚、豆腐丝、腐竹、黑芝麻等也对预防贫血有益处。

食物补铁不够需要服用铁剂

对于膳食营养不足或不均衡的孕妈妈，以及多胎妊娠、既往有饮酒习惯、有人类获得性免疫缺陷病毒（HIV）感染的孕妈妈，以及已出现明显缺铁性贫血的孕妈妈，应在医生的指导下选择摄入胃肠容易接受和吸收的铁剂。一般以硫酸亚铁居多。

服用铁剂时要注意以下几点。

1.饭后服用能减少铁剂对胃肠道的刺激。服用铁剂后可能有恶心、呕吐，甚至有腹泻、便秘等不良反应，一般饭后服用可以有所改善。

2.铁剂不要和钙片、牛奶同时服用，最好间隔2小时，否则会影响铁吸收。

3.茶、咖啡会干扰铁吸收，而且这些孕期本来就不建议孕妈妈饮用，建议孕妈妈禁饮。

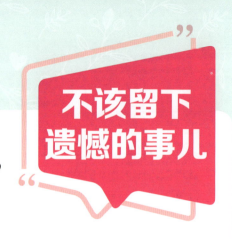

控制热量补充重点营养，不做"糖妈妈"

主食吃得少，宝宝体质有点弱
好遗憾呀

宝妈：闺蜜怀宝宝的时候是妊娠糖尿病，特别嘱咐我孕期一定要注意自己的血糖，控制主食，少吃甜食。结果我有点过犹不及，早饭和午饭只吃点主食，晚饭就不吃主食了。医生后来提醒我说再这样下去会导致酮血症和酮尿症。现在宝宝体质有点弱，不知道是否和我孕期吃主食少有关系。

孕期一定不要随意节制主食
不留遗憾

宝妈：碳水化合物特别重要，如果摄入不足，无法供给热量，机体就要动用体内的蛋白质和脂肪来供给热量。这个过程容易产生酮体，导致酮血症和酮尿症，损害胎宝宝大脑发育。可以一次性少吃，饿了再吃点苏打饼干、燕麦片、燕麦面包，但不要不吃主食。

特别爱吃水果，第一次糖筛没过
好遗憾呀

宝妈：我一直都很喜欢吃水果，能拿水果当饭吃那种。虽然怀孕后有所节制，不过还是三餐外水果不离嘴。等到做糖筛的时候第一次就没过，医生让我调整下饮食，特别是要控制水果的量，还好第二次过了。

水果不是吃得越多越好
不留遗憾

马大夫：众所周知水果中含有大量的维生素，常吃水果对孕妈妈有好处，但并不是说吃得越多越好。水果中90%的成分为水分，剩下的10%是果糖、葡萄糖、蔗糖和维生素等，并且水果中的糖很容易被吸收，能快速升高血糖。所以适量吃水果才有利于孕妈妈和胎宝宝的健康。

少食多餐、粗细粮搭配,平稳血糖

少食多餐、适当加餐,有利于胃肠道的消化吸收,可避免三餐后的血糖水平大幅度波动,还能有效预防低血糖的出现,又不会加重胰岛的负担。同时,在可摄取的分量范围内,多摄取高膳食纤维食物,如以糙米饭或五谷米饭取代白米饭,增加蔬菜的摄取量,多吃低糖新鲜水果,不喝饮料等。这样有助于平稳血糖。

加餐与否可根据个人的血糖控制情况而定,如果血糖水平较低或正常可适当加餐,如果血糖水平较高则没有必要加餐。

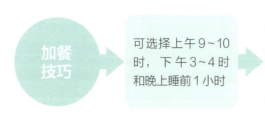

加餐技巧 → 可选择上午9~10时,下午3~4时和晚上睡前1小时 → 加餐的食物可选择低糖水果(在血糖控制好的情况下可适当进食水果,但要控制食用量)、低糖蔬菜(如黄瓜、番茄、生菜等)。睡前加餐可以补充血液中的葡萄糖,避免发生夜间低血糖,可选择牛奶、酸奶等易消化的高蛋白质食物

首选低GI水果食用

为了避免发生妊娠糖尿病,选择水果的时候要更加谨慎,可以优先选择一些低糖水果,尤其是血糖生成指数(GI)低的水果,如苹果、樱桃、桃子等。这种水果往往含有较多的果酸;少吃或不吃高糖水果,如菠萝、香蕉、荔枝等。同时,控制水果的摄入量,每天以200~400克为宜。

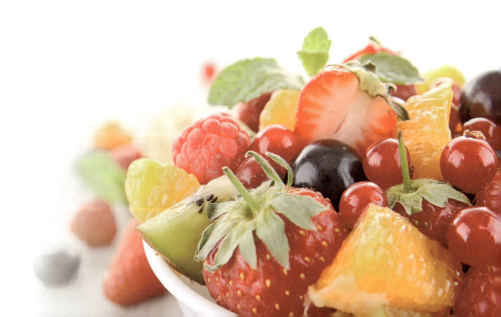

增加维生素 A 的摄入，促进胎儿视力发育

维生素 A 可以促进胎宝宝视力的发育，保证视紫红质的合成。视紫红质是人体对弱光产生敏感的物质，能刺激视神经形成视觉。缺乏维生素 A 会导致夜盲症。

维生素 A 只存在于动物性食物中，而在绿色、黄色、红色的植物性食物中含有的胡萝卜素等可在体内转变成维生素 A，这也是获取维生素 A 的一个主要途径。

途径一：食用动物性食物

维生素 A 的最佳来源是动物肝脏、猪肉、牛肉、羊肉等。但是因为动物性食物中的胆固醇和脂肪含量相对较高，不宜多吃，可以配合途径二进行补充。

途径二：食用富含胡萝卜素的食物

维生素 A 的良好来源是富含胡萝卜素的黄绿色蔬菜和水果，如西蓝花、胡萝卜、红薯、茴香、荠菜、芒果等在体内转化成维生素 A。胡萝卜素除了可以转化成维生素 A 以外，还有可帮助降低胆固醇。富含胡萝卜素的蔬菜需要做熟吃，或和其他含有油脂的食物一起吃，才可以更好地吸收胡萝卜素。

常见动物性食物中的维生素 A 含量（每 100 克可食用部分）	
羊肝	20972 微克
鸡肝	10414 微克
猪肝	4972 微克
鸡蛋	310 微克
猪瘦肉	44 微克

常见植物性食物中的胡萝卜素含量（每 100 克可食用部分）	
胡萝卜	4107 微克
豌豆苗	2667 微克
茴香	2410 微克
小白菜	1853 微克
韭菜	1410 微克

补充牛磺酸，促进胎儿大脑和视网膜发育

牛磺酸是一种氨基酸，能提高视觉功能，促进胎儿视网膜的发育，同时促进胎儿大脑生长发育。当视网膜中缺少牛磺酸时，就会导致视网膜功能紊乱，不利于胎儿视力的发育。建议孕妈妈经常吃些富含牛磺酸的食物，有牛肉、青鱼、沙丁鱼、虾等。

孕6月优选食物

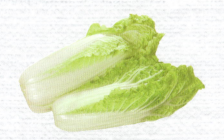

白菜
富含维生素C、维生素B_1、钙、膳食纤维等成分,可以促进铁吸收,还能润肠通便。

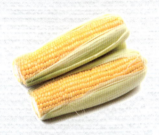

玉米
富含碳水化合物、膳食纤维、B族维生素,能补充体力,改善孕期疲劳。

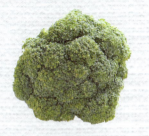

西蓝花
含有丰富的维生素C、胡萝卜素和钙、磷、铁、钾、锌等矿物质,不仅能为孕妈妈和胎儿提供丰富的营养,还能有效预防妊娠斑。

腰果
蛋白质、矿物质含量比较高,所含的脂肪多为不饱和脂肪酸,可促进胎儿大脑发育,其富含的油脂有利于孕妈妈润肠通便,还能预防妊娠纹。

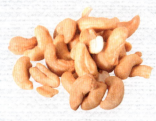

猪肝
富含铁和维生素A,适量食用猪肝,可改善和纠正孕妈妈缺铁性贫血,还可为胎儿的发育补充足量的铁,并有利于胎儿视力发育。

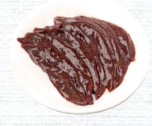

带鱼
虽然脂肪含量较高,但多为不饱和脂肪酸,且富含磷脂,有利于促进胎儿大脑发育。

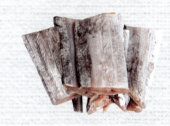

白菜心拌海蜇

材料 白菜心200克,海蜇皮100克。

调料 蒜泥、盐、生抽各适量,香油2克。

做法

1. 海蜇皮放冷水中浸泡3小时,洗净,切细丝;白菜心择洗干净,切成细丝。
2. 海蜇丝和白菜丝一同放入盘中,加蒜泥、盐、生抽、香油拌匀即可。

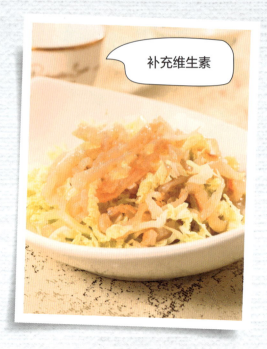

补充维生素

菠菜炒猪肝

材料 猪肝250克,菠菜100克。

调料 水淀粉30克,料酒10克,葱末、姜末、蒜末各5克,盐2克。

做法

1. 猪肝洗净,切片,加水淀粉、料酒抓匀上浆;菠菜择洗干净,焯水,捞出沥干,切段。
2. 锅置火上,倒油烧至六成热,炒香葱末、姜末、蒜末,放猪肝片炒散,放菠菜段、盐,炒匀即可。

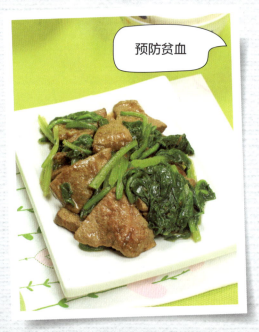

预防贫血

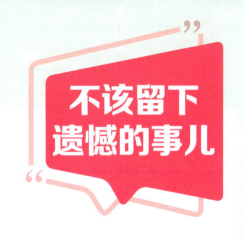

这个月不能错过的孕期检查

 胎宝宝不配合，反复做 B 超

好遗憾呀

宝妈： 在做 B 超检查大排畸的时候往医院跑了三四次。第一次去医生一看说看不到正面，第二次去医生说就看了个侧脸，第三次去胎宝宝手又挡住嘴了，真是太折腾了。

 做 B 超时让宝宝活跃些

不留遗憾

马大夫： B 超检查大排畸需要胎儿处于活动状态，这样才便于检查。但有时候胎儿并不配合，要么趴着不动，要么就不停吃大拇指看不到嘴唇……这个时候孕妈妈最好轻拍肚子叫醒宝宝或者做一些安全的小运动，实在不行也可以吃点东西唤醒胎宝宝。

 没做上四维彩超不开心

好遗憾呀

宝妈： 怀孕的时候逛孕妈妈论坛，看到好多人都说想起做四维彩超还有妈妈做过后发了图来分享，感觉特别可爱。据说还能更精准的排畸，我一直心心念念去做，但是我家这里的医院都没有这个项目，再去大一点城市又不想折腾，最后没做，感觉很遗憾。

 做好 B 超完全可以起到排畸效果

不留遗憾

马大夫： B 超做好了，能检查出胎宝宝所有的状况，其实是不用做三维彩超、四维彩超的。不过，四维彩超可以算是胎宝宝的第一张照片，比较有纪念意义，想要的也可以做一下。

B超检查大排畸

本月B超检查的主要目的是针对胎儿的重大畸形做筛检，如脑部异常、四肢畸形、胎儿水肿等。一般来说，做B超检查大排畸能清楚地看见胎宝宝的各脏器的情况，帮助了解胎儿的生长发育状况，可以查看胎儿的头、脊椎、四肢是否畸形，还可以查出胎儿是否有先天性心脏病、唇腭裂、水肿胎、多指（趾）和外耳等方面的畸形。

教你看懂B超检查大排畸单

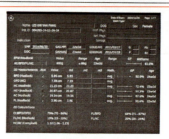

超声所见：

双顶径5.9cm 头围21.2cm 腹围19.3cm 股骨长4.0cm

四腔心可见，胎心规律

胃泡、膀胱、双肾可见，脐带腹壁入口未见异常

脊柱强回声排列未见明显异常

双侧上肢肱/尺/桡骨、下肢股/胫/腓骨可见

上唇形态未见明显异常

胎盘前壁及右侧壁，羊水4.8cm，脐动脉S/D：2.3

超声提示：
宫内中孕

- **双顶径（BPD）**

  头部左右两侧之间最长部位的长度，又称为"头部大横径"。当初期无法通过头臀长来确定预产期时，往往通过双顶径来预测；中期以后，在推定胎儿体重时，往往也需要测量该数据。

  在孕5个月后，双顶径基本与怀孕月份相符合，也就是说，妊娠28周（7个月）时双顶径约为7.0厘米，孕32周（8个月）时约为8.0厘米。依此类推，孕8个月以后，平均每周增长约0.2厘米为正常，足月时一般在9.3厘米或者以上。

- **头围**

  测量的是胎儿环头一周的长度，确认胎儿的发育状况。孕24周的胎儿头围为22±1厘米。

- **肱骨长**

  上腕骨的长轴，用于推断孕中期和孕晚期的妊娠周数。孕24周的胎儿肱骨长为4.36±0.5厘米。

- **腹围**

  也称腹部周长，测量的是胎儿腹部一周的长度。孕24周的胎儿腹围为18.74±2.23厘米。

B超检查大排畸的最佳时间

一般在孕20~24周是做B超检查大排畸的最佳时间，因为这个时候胎宝宝在子宫内的活动空间比较大，彩超图像显影也比较清楚。太早做这项检查，由于成像不清楚，会让医生在判断上受到影响；太晚做，胎儿长大，在子宫内的活动空间变小，检查时很难看到胎儿的所有情况，羊水量也会对成像有影响。

需要特别关注的孕期保健重点

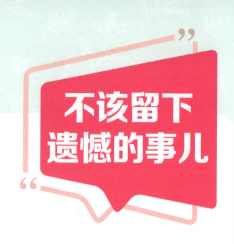
不该留下遗憾的事儿

 不分情况进行抚摸胎教
好遗憾呀

宝妈： 我平时总浏览关于胎教的帖子，看到有人说抚摸胎教对宝宝有好处，而且很多准妈妈都跟帖肯定，然后我有事儿没事儿就抚摸肚子。有次产检无意跟医生说起这事，医生建议不要过于频繁抚摸，有些情况会影响宝宝健康，原来我只知其然，不知其所以然。

 下面情况不宜进行抚摸胎教
不留遗憾

马大夫： 胎动频繁时，最好不要做抚摸，要注意观察，等宝宝恢复正常再进行抚摸胎教。孕后期，子宫会出现不规律的宫缩，这时候肚子会发硬。孕妈妈如果摸到肚皮发硬，就不能做抚摸胎教了，需要等到肚皮变软了再做。孕妈妈如果有习惯性流产、早产、产前出血及早期宫缩的现象，不宜进行抚摸胎教。

 因为不显怀，补多了
好遗憾呀

宝妈： 我怀孕到第6个月肚子看起来不是很明显。当时婆婆在照顾我，觉得我吃得太少，每次吃饭都让我多吃点，我也有点盛情难却。产检的时候医生告知要注意饮食，孩子长得有点大。

 不显怀并不是吃得少的问题
不留遗憾

马大夫： 每个孕妈妈的情况都是不一样的。有的是前期看着不明显，到了7个多月才慢慢显怀的。只要定期孕检，孕妈妈和胎儿都健康就行。不要不显怀就盲目地一味多吃。

前期发现羊水多或血清甲胎蛋白高的孕妈妈需关注羊水量

羊水量会随着怀孕周数的增加而发生变化，不管羊水量过多还是过少都会对胎儿造成不良影响，所以需要根据羊水指数（AFI）和羊水最大暗区垂直深度（AFV）来评价羊水量。

正常	过多	过少	存疑
8厘米≤AFI≤18厘米 3厘米≤AFV≤8厘米	AFI＞24厘米 AFV＞8厘米	AFI＜8厘米 AFV＜3厘	AFI为18~24厘米，应怀疑是否存在羊水过多或偏多

羊水过多往往提示孕妈妈可能有妊娠期糖尿病、胎儿可能存在畸形等，孕妈妈需要提高警惕，定期产检，发现问题及时就医。羊水过少，可能是胎儿的泌尿系统出现了问题，如尿道闭锁、肾脏发育不全或者先天性肾缺如等。这些问题可能导致胎儿尿少或无尿，从而使羊水的来源减少。也可能是孕妈妈患病，胎盘功能减退、腹泻、脱水导致的。孕妈妈需要提前了解AFI和AFV的相关知识，在做B超检查时，重点关注超声诊断结果，发现异常及时就医。

科学孕动，养出棒宝宝

腹壁肌肉是子宫的重要支撑力量，同时，其收缩力是第二产程时娩出胎儿的重要辅助力量，怀孕期间孕妈妈注意适度锻炼腹肌，分娩时就会感觉轻松很多。锻炼腹部肌肉，使子宫的支撑力更稳，防止因腹壁松弛造成的胎位不正和难产。

坐姿侧伸展，锻炼腰部两侧肌肉

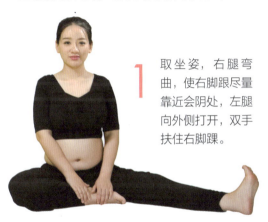

1. 取坐姿，右腿弯曲，使右脚跟尽量靠近会阴处，左腿向外侧打开，双手扶住右脚踝。

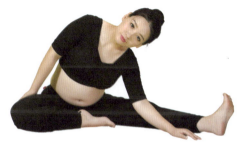

2. 身体左侧弯，左臂顺势向斜前方伸展，左脚脚背回勾，左大腿根部伸展，保持2~3秒。换另一侧做动作。

来自天南海北的孕期问题大汇集

1 我23周B超检查,宝宝偏小,才21周+4天,这是什么原因?

马大夫答:这种情况需要综合分析,可能存在孕周不准,胎盘功能不良,营养不良,合并内科、内分泌疾病,还有遗传因素等问题。建议请营养科评估一下饮食状况,隔2周复查,如果还是偏小就要考虑胎盘的问题。

2 宝宝白天的胎动不多,而到了晚上却很频繁,这是为什么?

马大夫答:每个胎宝宝都是不同的,习惯也不同,只要有规律就成。白天感觉不到胎动,可能是因为忙着做其他事情,而到了晚上对胎动的感觉更明显一些。这是正常的,没问题。

3 市面上标有"低脂、高钙、高纤"的食品,衡量标准是什么?

马大夫答:我们见到很多包装食品标着"低脂、高钙、高纤",但是这些低低高高的标准是什么呢?低脂液态食品,100毫升食品脂肪含量应低于1.5克;低脂固体食品,每100克食品的脂肪含量必须低于3克;而且不管是低脂液态食物还是低脂固体食物,来自脂肪的热量占总热量的比例不能超过30%。高钙食品,每100毫升液体食物含钙不少于120毫克;每100克固体食物含钙大于等于240毫克。高纤食品是每100克固体食品膳食纤维含量达到6克以上。

怀孕篇

Part 8

孕7月
预防早产，平安度过围产期

胎宝宝成长记录

1. 皮肤皱纹会逐渐减少,皮下脂肪仍然较少,头发很明显了。
2. 男孩的阴囊明显,女孩的小阴唇已明显突起。
3. 大脑皮层已很发达,开始能分辨妈妈的声音,同时对外界的声音已有所反应;感觉光线的视网膜已经形成。
4. 四肢已经相当灵活,可在羊水里自如"游泳",胎位不能完全固定,还可能出现胎位不正。

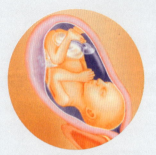

第 25 周
开始长肉了

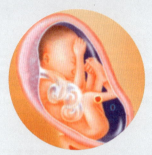

第 26 周
对外面的声音越来越敏感

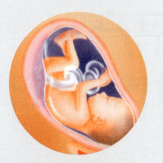

第 27 周
能清楚听见声音,会打嗝了

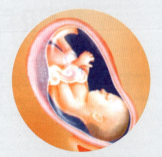

第 28 周
开始形成睡眠周期

孕妈妈身体状态

1. 大腹便便,重心不稳,所以在上下楼梯时必须十分小心,应避免剧烈运动,更不宜压迫腹部。
2. 可能会出现轻度下肢水肿,这是常见的一种现象,对胎儿的生长发育及母体的健康影响不大。
3. 腰酸、大腿酸痛、耻骨痛等疼痛都有可能出现,还容易发生尿频。

胎宝宝所需的重点营养

重点营养	胎宝宝的情况	食物来源
DHA	促进胎宝宝神经系统的完善发育，还能预防早产	深海鱼类以及各种坚果类食物
蛋白质	胎宝宝长骨骼、长肌肉、长器官都需要蛋白质	畜禽瘦肉、蛋、鱼、奶及奶制品、谷物、大豆类等
叶酸	促进胎宝宝神经系统的完善发育，还能预防早产	大部分蔬菜和水果，如菠菜、莴笋、芦笋、橘子、橙子等

孕妈妈所需的重点营养

重点营养	胎宝宝的情况	食物来源
维生素C	防止妊娠斑和妊娠纹，让孕妈妈皮肤更光滑细腻，还能促进胎宝宝结缔组织的发育	大部分新鲜蔬果，比如白菜、黄瓜、鲜枣、苹果、猕猴桃等
铜	铜能促进铁的吸收。孕妈妈体内缺铜，容易造成胎膜早破而出现早产，还会影响胎宝宝的正常发育	粗粮、坚果、大豆、芝麻、葡萄干、豌豆等
膳食纤维	到孕中晚期容易出现便秘，膳食纤维可促进肠道蠕动	蔬菜、水果、粗粮、豆类等

可能需要的补充剂

叶酸片 每天400微克 —— 孕中期

补充铁剂 遵医嘱服用 —— 贫血的孕妈妈

补充钙剂 遵医嘱服用 —— 缺钙的孕妈妈

补充营养防早产，养肠道防便秘

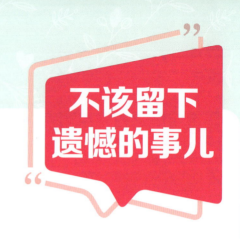

不爱喝水，便秘加重了

宝妈：每天8杯水，是谁都知道的常识，但就是很难执行，不到真的很渴的时候就想不起来喝水。总觉得平时蔬菜、水果，汤汤水水吃得也不少，肯定不会缺水。但是到了孕中期出现便秘，又特意吃了不少粗粮，结果没缓解，反而严重了。

补充膳食纤维的同时一定要多喝水

马大夫：孕妈妈在食用含膳食纤维丰富的食物后一定要多喝水，这样才能发挥膳食纤维缓解便秘的功效。因为膳食纤维会吸收肠道内的水分，如果肠内缺水就会导致肠道堵塞，特别是有便秘症状的孕妈妈，补充膳食纤维又不怎么喝水，便秘症状必然加剧。

经常吃速冻食

宝妈：我怀孕的时候和老公都正常上班，早出晚归的，家里也没有长辈来照顾，所以经常冰箱存放很多速冻食品，饺子、汤圆、豆沙包、丸子等，这也是无奈之举。不知道是否会影响孩子营养摄入，现在感到有些遗憾。

速冻食品尽量少吃

马大夫：速冻食品确实很快捷方便，但是在运输途中或保存过程，很容易受到污染，口感和营养也远远比不上新鲜食物。孕妈妈经常吃速冻食品来补充能量，可能只是吃饱了，却不能保证充足的营养。而且鱼丸这类食物可能味精、盐分、脂肪含量过高，对胎儿的发育非常不利。

每天一杯酸奶,调理肠道

酸奶最大的特点是含有乳酸菌,能够维护肠道菌群的生态平衡,抑制有害菌的增殖,可缓解慢性便秘。孕妈妈饮用酸奶可以促进肠道健康,上班久坐的孕妈妈常喝酸奶更加有益健康,可以预防因为缺少运动而导致的消化不良。

多吃富含铜的食物,预防早产

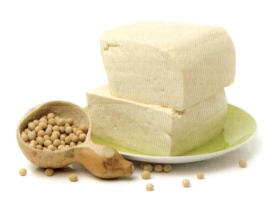

铜元素是无法在人体内储存的,所以必须每天摄取铜。如果摄入不足,就会影响胎儿的正常发育。孕中晚期如果缺铜,则会使胎膜的弹性降低,容易造成胎膜早破而早产。补铜的最好办法是食补,含铜丰富的食物有口蘑、海米、榛子、松子、花生、芝麻酱、核桃、猪肝、大豆及其制品等,孕妈妈可选择食用。

胎儿大脑发育加快,每天应吃一掌心的坚果

花生、腰果、核桃、葵花子、开心果、杏仁等坚果类食品,孕妈妈每天可选择其中一种食用。坚果类富含多不饱和脂肪酸、维生素E和锌,可促进食欲,帮助排便,对改善孕期食欲缺乏、便秘都有好处。但是坚果类油性比较大,而孕妇的消化功能相对较弱,过量食用很容易引起消化不良,每天一掌心的量就足够了。

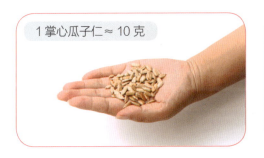

1掌心瓜子仁≈10克

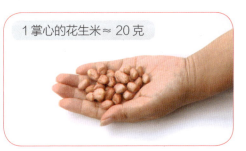

1掌心的花生米≈20克

孕7月优选食物

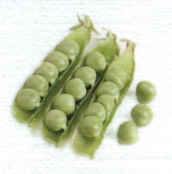

豌豆
富含叶酸、蛋白质、铜。孕妈妈适量摄入铜，可促进铁的吸收，避免贫血，还可以增强胎膜的弹性，避免早产。

芦笋
富含叶酸、膳食纤维，对促进胎儿大脑发育很有帮助，还可以帮助孕妈妈改善便秘的情况。

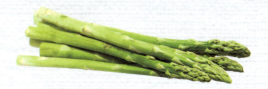

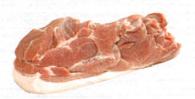

猪瘦肉
富含优质蛋白质，能为胎儿肌肉骨骼的生长提供必要的营养。

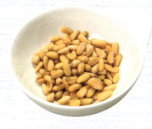

松子
含有丰富的膳食纤维、不饱和脂肪酸和矿物质等，能促进胎儿神经系统的健康发育，还有利于缓解孕妈妈便秘。

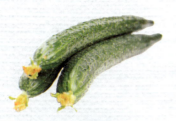

黄瓜
富含维生素C、膳食纤维，可帮助孕妈妈排毒、护肤，预防妊娠斑的形成，还能促进排便，预防便秘。

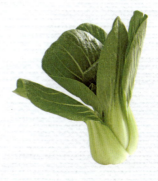

油菜
富含叶酸、维生素C、膳食纤维等，可以促进胎儿细胞生长，还有助孕妈妈肠道健康。

芦笋炒肉片

材料 芦笋200克，猪里脊100克。

调料 葱末、姜末各3克，盐、酱油各2克，淀粉适量。

做法

1. 猪里脊洗净，切片，用盐、酱油和淀粉腌渍，入油锅滑至变色时盛出；芦笋焯熟，捞出，切段。
2. 油锅烧热，爆香葱末、姜末，下芦笋段煸炒，倒肉片翻匀即可。

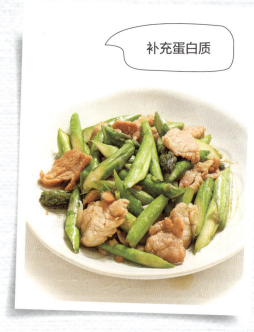

补充蛋白质

豌豆牛肉

材料 豌豆150克，牛肉200克。

调料 蒜片、料酒、生抽各10克，水淀粉30克，鸡汤40克，盐2克，姜片、香油各5克。

做法

1. 豌豆洗净；牛肉洗净，切成小粒。
2. 牛肉粒中加入料酒、盐、一部分水淀粉拌匀，腌制15分钟。
3. 锅中水烧开，放入豌豆焯烫30秒，捞出过凉，沥水待用。
4. 锅中倒油大火烧热，放入蒜片、姜片爆香，倒入腌好的牛肉粒翻炒片刻，加入豌豆，调入生抽、鸡汤、剩下的水淀粉翻炒均匀，淋入香油即可。

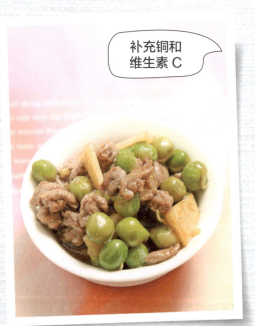

补充铜和维生素C

这个月不能错过的孕期检查

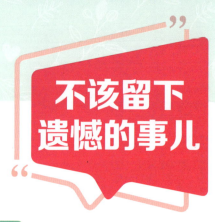

 糖筛做了好几次
好遗憾呀

宝妈： 可能因为周围姐妹怀孕做糖筛都是一次过了，没有失败的经验传授给我，我做糖筛的时候折腾了三次。说实在的，喝糖水那个味道实在不好入口，要是之前有人能传授经验就好了。

 让筛查顺利通过的窍门
不留遗憾

马大夫： 在做糖尿病筛查前，要先空腹12小时再进行抽血，也就是说孕妈妈在产检的前一天晚上8点以后应禁食。检查当天早晨不能吃东西、喝饮料、喝水。喝葡萄糖粉水的时候，孕妈妈要尽量将糖粉全部溶于水中。如果喝的过程中洒了一部分糖水，会影响检测的准确性，建议改天重新检查。

 很喜欢吃甜食
好遗憾呀

宝妈： 我喜欢吃各种甜点，自己平时也会动手做做烘焙。怀孕以后，总是听说要少吃甜食，产检测血糖的时候医生警告我说，数值有点接近临界值，要控制饮食。可是我还是控制不住，吃甜食能让我开心。虽然并没有达到妊娠糖尿病，但是我发现宝宝现在2岁半也喜欢吃甜的，不知道是否跟我孕期吃甜食多有关。早知道这样，我就该管好自己的嘴。

 甜食适当吃可以，不要过量
不留遗憾

马大夫： 孕期吃甜食能让自己开心，可以适当吃一些，但是过量就不好了，会给身体带来发胖、血糖升高、血脂升高等隐患。一旦患有妊娠糖尿病，给母婴会带来各种健康隐患。孩子的饮食习惯很大一部分会受到大人的影响，如果特别想吃甜味，可优先天然甜味的草莓、苹果等水果，或者选择糖醇类甜味剂加工的食品，比如木糖醇口香糖等。

妊娠糖尿病筛查

孕24～28周,要重点做一次妊娠糖尿病筛查,简称糖筛。糖筛是一项必做的检查,它能够检查出孕妈妈的血糖水平。如果发现异常,需要进行葡萄糖耐量试验,以确诊是否患有妊娠期糖尿病。

看懂糖筛(GCT)化验单

糖筛查试验(GCT)是血糖高低的指标。体内葡萄糖主要来源于食物中的碳水化合物,肝脏具有合成、分解与转化糖的功能。无论是否处于妊娠期,空腹时静脉血浆葡萄糖值≥7.0毫摩/升,喝糖水后2小时≥11.1毫摩/升,就可确诊为糖尿病。

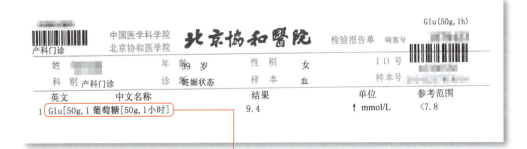

糖筛查试验(GCT)

这是血糖高低的指标。体内葡萄糖主要来源于食物中的碳水化合物,肝脏具有合成、分解与转化的糖。无论是否处于妊娠期,空腹静脉血浆葡萄糖值≥7.0毫摩/升,喝糖水后2小时≥11.1毫摩/升,就可确诊为糖尿病。

葡萄糖【50克,1小时】(Glu)

孕妈妈随机口服将50克葡萄糖溶于200毫升水中的糖水,5分钟内喝完。从喝第一口糖水开始计时,1小时后抽微量血或静脉血测血糖值,血糖值≥7.8毫摩/升,为葡萄糖筛查阳性,应进一步进行75克葡萄糖耐量试验(OGTT)。

看懂葡萄糖耐量（OGTT）化验单

葡萄糖耐量试验（OGTT）是检查人体糖代谢调节功能的一种方法。孕妈妈正常饮食3天后，禁食8~14小时，空腹时抽血测空腹血糖，然后在5分钟内喝完糖水（将75克葡萄糖粉充分溶解在300毫升水中）。从喝第一口糖水开始计时，服糖水后1小时和2小时分别抽取静脉血，检测血糖值。有任何一项指标超标，请去营养科挂号咨询。

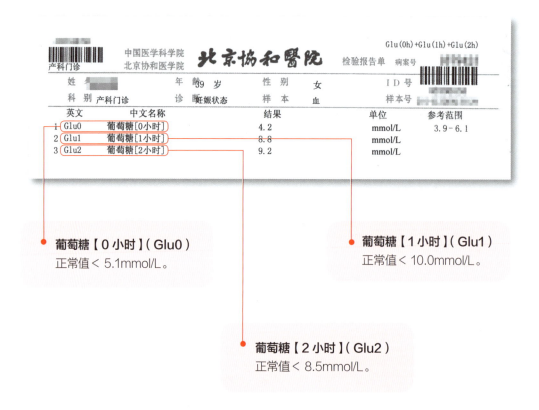

葡萄糖【0小时】（Glu0）
正常值＜5.1mmol/L。

葡萄糖【1小时】（Glu1）
正常值＜10.0mmol/L。

葡萄糖【2小时】（Glu2）
正常值＜8.5mmol/L。

妊娠糖尿病筛查前不要特殊饮食

孕妈妈在24~28周需要进行妊娠糖尿病筛查，很多论坛网站会介绍一些过关的技巧，比如糖筛前三天清淡饮食，不吃甜食、不吃水果、不吃肉，米饭、薯类都少吃。

其实做这项检查是为了检测孕妈妈真实的身体状况，做糖筛之前，除了空腹，不需要做特别的准备，不要刻意改变平时的饮食习惯，否则检测就没有意义了。想要糖筛一次过，正确的做法是从怀孕开始就合理安排饮食，少食多餐、少油少盐、营养均衡，并根据自己的情况选择做一些温和的运动，比如散步、游泳、慢跑、瑜伽等。

需要特别关注的孕期保健重点

不该留下遗憾的事儿

 不太了解早产征兆差点出事儿

好遗憾呀

宝妈： 我也知道在怀孕第28周就是进入了围产期，这段时间对孕妈妈和胎儿来说都容易出危险，尤其是看到论坛里有人说要注意早产，所以我自己就特别注意。但是因为自己没搞清楚早产的具体表现，感觉肚子疼时还以为是正常宫缩，一会儿就过去，但是后来感觉不太对马上去医院了。还好，是虚惊一场，只有点早产征兆，最后还是安稳下来了，宝宝足月出生。

 别把早产征兆当成假性宫缩

不留遗憾

马大夫： 在妊娠36周前，早产的初期宫缩与假性宫缩很难区别开来。从安全方面考虑，孕妈妈不能自行判断是早产征兆还是假性宫缩，出现以下几种情况时需要及早就医检查：①孕妈妈出现频繁且有规律的宫缩，并伴有疼痛，一般在1小时内出现4次及以上的宫缩。如果宫缩频繁且有规律，但孕妈妈没有疼痛感，这时也要去医院检查。②孕妈妈阴道分泌物有变化，如分泌物变黏稠、变稀或有血丝等都需要去医院检查。③孕妈妈腹部下坠感明显，且伴有后腰疼痛的症状，尤其是以前没有腰痛的孕妈妈，要去医院检查。

妊娠糖尿病孕妈妈要严格控制血糖

警惕低血糖

由于妊娠期的血糖控制目标比非妊娠时更加严格,这就意味着患者面临着更大的低血糖风险。低血糖同样会对母婴造成严重的伤害。因此,千万不可忽视对妊娠期的血糖监测,应当增加监测频率,在确保血糖达标的同时尽量避免发生低血糖。

控制血糖的具体目标是,空腹、餐前或睡前血糖3.3~5.3毫摩/升,餐后1小时血糖≤7.8毫摩/升,或餐后2小时血糖≤6.7毫摩/升,夜间凌晨血糖4.4~5.6毫摩/升,糖化血红蛋白尽可能控制在6.0%以下。

降糖药物均首选胰岛素

怀孕期间,无论是哪种类型的糖尿病,如果单纯饮食控制不能使血糖控制达标,就要选用胰岛素治疗。胰岛素对母婴都没有危害。

做好饮食控制,别矫枉过正

与普通糖尿病患者不同,孕妈妈的饮食控制不宜过严,要求既能保证孕妈妈和胎儿热量需要,又能维持血糖在正常范围,而且不发生饥饿性酮症。所以最好采取少量多餐的方式,每日分5~6餐,并尽可能选择低生糖指数的碳水化合物。

病情监测用血糖,不用尿糖

这是因为孕妈妈肾糖阈下降,尿糖不能准确反映血糖水平。如果尿酮阳性而血糖正常或偏低,考虑为"饥饿性酮症",应及时增加食物摄入。若尿酮阳性且血糖明显升高,考虑为"糖尿病酮症酸中毒",应在医生指导下按酮症酸中毒治疗原则处理。

糖尿病妊娠需要区别于妊娠糖尿病

妊娠糖尿病,高血糖但未达到非孕糖尿病诊断介值且在孕期首次诊断,可以发生在孕期的任何阶段,但通常发生在孕24周后。

糖尿病妊娠,妊娠发生在已知糖尿病患者或妊娠前未进行血糖检查,但孕期达到以下任何一项即可诊断为糖尿病妊娠。①空腹血糖≥7.0毫摩/升。②葡萄糖耐量试验服糖后2小时血糖≥11.1毫摩/升。③伴有典型高血糖症状或高血糖危象,同时随机血糖≥11.1毫摩/升。④糖化血红蛋白≥6.5%,但不推荐妊娠期常规用糖化血红蛋白筛查糖尿病。

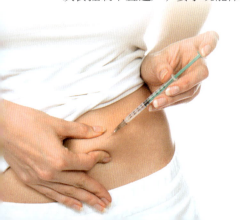

科学孕动，养出棒宝宝

随着身体重力的逐渐加大，孕妈妈腿部的压力也越来越大，容易出现腿部水肿。孕妈妈平时适当做一些腿部运动，有助于改善腿部水肿状况。

侧抬腿运动：促进腿部血液循环、摆脱水肿

1 孕妈妈左侧卧在垫子上，双膝微屈，左手支撑头部，右手自然放在右膝盖处。

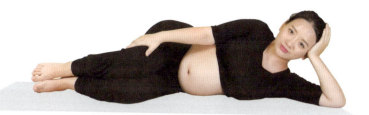

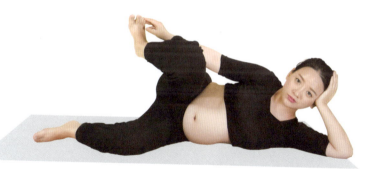

2 抬起右腿，尽量抬起右膝与头部同高，右手食指和中指抓住小脚趾头。

3 慢慢伸直右腿，直到不能伸展为止，保持3~5秒，做深呼吸。恢复左侧卧姿势，休息2~3秒，重复上述动作5~8次。然后换另一侧重复动作。

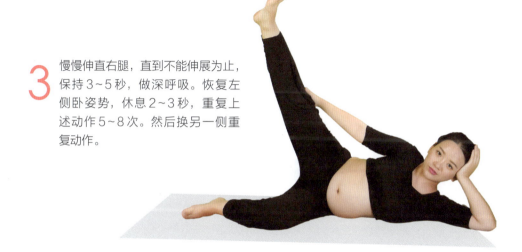

来自天南海北的
孕期问题大汇集

1 腹股沟疼痛怎么办？

马大夫答：连接子宫和骨盆的韧带松弛会使孕妈妈感到腹股沟疼痛，尤其是当孕妈妈打喷嚏、大笑或者咳嗽时，疼痛会加重。孕妈妈在疼痛时改变姿势，症状可缓解。孕妈妈平常要注意多休息，避免过度劳累，日常饮食营养均衡能够缓解疼痛。

2 脐带绕颈后，胎儿可以自己脱开吗？

马大夫答：胎儿脐带绕颈，使得很多存在此种情况的孕妈妈惶恐不安。其实脐带绕颈就像我们脖子上围了一条松松的围巾一样，只是套在那里，一般情况下不会对胎儿造成损伤。

3 老人都说胎儿是七活八不活，是这样吗？

马大夫答：这种认识是没有科学依据的。现在医学界认为，胎儿在子宫内待的天数越多，存活可能性越大。正常孕妈妈怀孕35周以后，胎儿出生存活率可能性很大。而患有妊娠期高血压或者胎儿子宫内发育迟缓、胎儿肺发育早熟等特殊情况，胎儿出生后存活率另当别论。随着现代医学的发展，早产儿的存活率大大提高了，孕妈妈不要轻信这种说法。

4 产检要检测胎心，为什么还要自己数胎动？

马大夫答：孕妈妈自己监测胎动，可以对腹中的胎儿多一层安全保护。因为孕期定期到医院检查是暂时性的、间断性的，不是动态的、连续的观察，只能反映检查当时胎儿的情况。比如个别胎儿出现突发异常情况，定期检查就无法及时发现，常错失抢救机会。

怀孕篇

Part 9

孕8月
孕晚期，胎位不正要早纠正

胎宝宝成长记录

1. 眼睛能辨认和跟踪光源。
2. 大脑中枢神经已经成熟到可以控制自己的体温。
3. 肺和肠胃功能已接近成熟,能分泌消化液。
4. 男宝宝的睾丸这时正处于从肾脏附近的腹腔,沿腹沟向阴囊下降的过程中;女宝宝的阴蒂已突现出来,但并未被小阴唇所覆盖。
5. 手指甲也已很清晰。

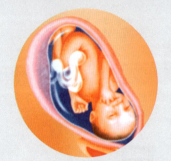

第 29 周
大脑迅速发育

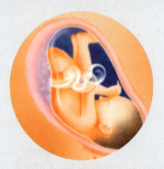

第 30 周
眼睛可自由开闭,胃、肠、肾等内脏器官发育完善

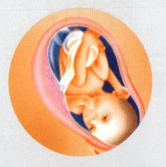

第 31 周
会跟着光线移动头了

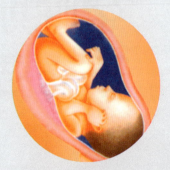

第 32 周
长出脚趾甲,此时出生能存活了

孕妈妈身体状态

1. 肚子越来越大,时而会感到呼吸困难。
2. 乳头周围、下腹及外阴部的颜色越来越深,肚脐可能被撑胀向外凸出;妊娠纹和脸上的妊娠斑可能更为明显了。
3. 妊娠水肿可能会加重。
4. 阴道分泌物增多,排尿次数也更频繁了。
5. 可能会出现失眠、多梦,进而加重紧张和不安。

胎宝宝所需的重点营养

重点营养	胎妈妈的情况	食物来源
钙	牙齿和骨骼钙化需要大量钙	牛奶、酸奶、奶酪、大豆及其制品、坚果等
不饱和脂肪酸	大脑细胞增殖高峰期,补充不饱和脂肪酸能促进大脑发育	深海鱼、核桃等
蛋白质	大脑皮质增殖和髓鞘化迅速,加上母体的子宫、乳房和胎盘增大,对蛋白质的需求也大	鱼、畜禽瘦肉、鸡蛋、奶及奶制品、大豆及其制品等

孕妈妈所需的重点营养

重点营养	胎妈妈的情况	食物来源
铁	储备足够的铁为生产做准备,同时胎儿发育需要从孕妈妈体内获取大量的铁,储备不足容易导致缺铁	动物肝脏、动物血、红肉(猪瘦肉、牛瘦肉等)
维生素 B_1	孕妈妈一旦缺乏维生素 B_1 容易出现呕吐、倦怠、疲劳等,还会影响分娩时的子宫收缩,延长产程	瘦肉、谷类、杂豆类、坚果、胚芽、麸皮、酵母等

可能需要的补充剂

叶酸片
每天 400 微克
孕晚期

补充铁剂
遵医嘱服用
贫血的孕妈妈

DHA 胶囊
每天 300 微克
吃鱼少的孕妈妈

胎宝宝出生前的营养储备

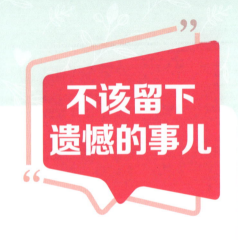
不该留下遗憾的事儿

孕晚期长肉太多，没能顺产
好遗憾呀

宝妈： 孕中期产检的时候医生说胎儿长得有点慢，要我注意补充营养。家里人就各种给我补，我也有意地多吃，结果眼看着就胖起来了，但是宝宝还是长得慢，典型"长肉不长胎"，最后没能顺产好遗憾。

孕晚期每周增重不宜超过 400 克
不留遗憾

马大夫： 孕前体重正常的孕妈妈，整个孕期体重增长 12 千克左右基本属于正常，孕晚期每周增重不宜超过 400 克。如果孕期体重增长超过 15 千克，会增加妊娠高血压等并发症的风险，也会增加孕育巨大儿的风险，可能发生难产。

不知道该选哪种奶
好遗憾呀

宝妈： 我孕期每天至少喝一杯牛奶，但是并不知道各种奶有什么差别，巴氏消毒奶也喝，常温奶也买，基本上到了超市看到什么就买什么了。现在想想，我真是太粗心大意了，我应该为了孩子的健康多用点心才对，好遗憾。

巴氏消毒奶和常温奶各有优点
不留遗憾

马大夫： 巴氏消毒奶杀菌温度低，保质期短，一般 48 小时左右，口感要比常温奶好一些，而且保留了更多的生物活性成分，维生素 B_1 等损失少，但在碳水化合物、脂肪和蛋白质、钙的含量方面，二者差别不大。从安全角度看，常温奶杀菌温度高，几乎杀死了全部的微生物和一些耐热的芽孢，然后在无菌条件下灌装密封，可以说是无菌状态，更安全。孕妈妈可以根据自己的需求来选择。

孕晚期每天蛋白质摄入量要增加至 85 克

孕晚期是胎宝宝发育最快的时期,每日蛋白质的摄入量要增加到 85 克才能满足需要。如果蛋白质摄入严重不足,会影响胎儿大脑发育,也是导致妊娠高血压的发生。所以孕妈妈每天都应摄入充足的蛋白质,并注意优质蛋白质的比例应达到总蛋白质摄入量的 1/3~1/2。畜瘦肉、蛋、鱼、奶及奶制品、大豆及其制品都是优质蛋白质的好来源。

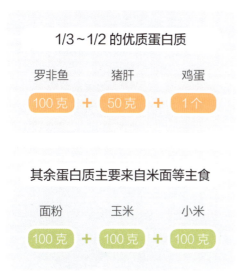
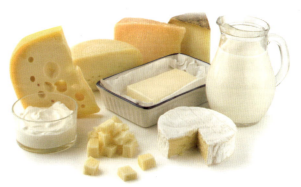

增加不饱和脂肪酸,特别是 DHA 的摄入

孕晚期是胎宝宝的大脑发育高峰,脑细胞增殖分化迅速,视网膜也开始发育,因此摄入不饱和脂肪酸,尤其是 DHA 尤其重要。鱼、虾、坚果等中的 DHA 含量较丰富,一般每周进食 2~3 种水产品,同时烹调用油可适当选用亚麻子油、核桃油等 α-亚麻酸丰富的植物油。

储存充足的维生素 B_1

从孕 8 月开始,孕妈妈可适当多吃些富含维生素 B_1 的食物,因为如果体内维生素 B_1 不足,容易引起孕妈妈呕吐、倦怠、体乏,还可能影响分娩时子宫的收缩,使产程延长,导致分娩困难。维生素 B_1 的主要来源包括水产品中的深海鱼,谷类中的小米、面粉,蔬菜中的豌豆、蚕豆、毛豆,动物性食品中的畜肉、动物内脏。

孕8月优选食物

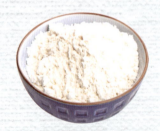

小麦面粉
富含碳水化合物、矿物质，能避免孕妈妈出现疲劳等症状，为孕妈妈补充钙、镁、铁等。

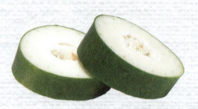

冬瓜
具有利尿的作用，有助于改善孕期水肿。

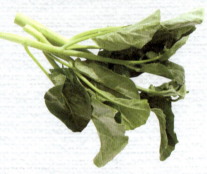

芥蓝
可为孕妈妈提供胡萝卜素、维生素C和膳食纤维等营养成分，有通便，帮助消化的功效。

鸭蛋
富含优质蛋白质，还含有较多的铁、钙和维生素 B_2 等成分，孕妈妈常吃有很好的补益效果。但不宜吃咸鸭蛋，因其含较多的盐和某些化学物质，对健康不利。

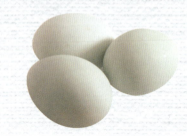

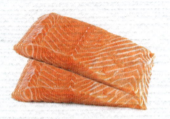

三文鱼
富含优质蛋白质、DHA、锌、铁，能促进胎儿的神经发育和脑细胞分化，胎儿大脑发育十分有利。

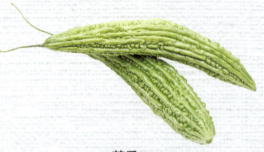

苦瓜
所含的苦瓜皂苷有明显的平稳血糖作用，不仅可以减轻胰岛的负担，而且有利于胰岛细胞功能的恢复。

玉米面发糕

材料 面粉250克,玉米面100克,无核红枣50克,葡萄干15克,酵母粉4克。

做法

1. 酵母粉用温水化开,倒入面粉和玉米面搅匀,揉搓成团,盖上湿布醒发至原来的2倍大。
2. 发酵好的面团搓成条,分割成3等份,将面剂子分别搓圆按扁,擀成厚约1.5厘米,直径约10厘米的圆饼。
3. 放入蒸屉上,撒一层无核红枣,将第二张擀好的面饼覆盖在第一层上,再撒一层红枣,将最后一张面饼放在最上层,撒上红枣和葡萄干。
4. 生坯放入蒸锅中,开大火烧开,转中火蒸25分钟即可。

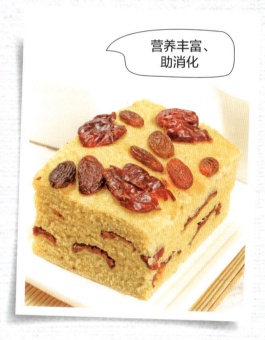

营养丰富、助消化

家常豆腐

材料 豆腐300克,五花肉100克,鲜香菇、冬笋各50克,青椒少许。

调料 葱花、姜片、蒜片、酱油各5克,盐2克,豆瓣酱3克,高汤40克。

做法

1. 豆腐洗净,切三角片;五花肉、冬笋、青椒洗净,切片;鲜香菇洗净,去蒂,切片。
2. 油锅烧热,下豆腐片煎至金黄色,捞出;锅内留底油烧热,放肉片、香菇片、冬笋片、豆瓣酱、葱花、姜片、蒜片炒香。
3. 放豆腐片、酱油稍炒,加高汤烧至豆腐软嫩,放青椒片、盐炒匀即可。

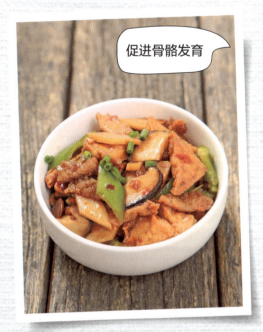

促进骨骼发育

这个月不能错过的孕期检查

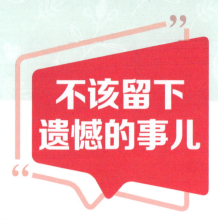

 忽视水肿
好遗憾呀

宝妈： 我怀孕8个月的时候脚和腿肿得非常厉害，毫不夸张地说，都能一按一个坑，开始觉得是正常的孕期水肿，就没在意。后来邻居阿姨看到我的情况，让我去医院检查一下，因为她儿媳妇水肿得严重，一查是妊娠高血压。虽然还没到产检日子，听了阿姨建议还是去医院了，结果真的是妊娠高血压。

 妊高症是引起水肿的一个原因
不留遗憾

马大夫： 造成水肿的一个原因是胎宝宝发育、子宫增大可能会压迫到静脉，使血液回流受阻，这时孕妈妈下肢就会出现水肿；另一个原因是孕期全身疾病的一种表现，也可能是妊娠高血压引起的，这种水肿即使卧床休息也无法消退，需要孕妈妈足够重视。

 胃食管反流，真是很难受
好遗憾呀

宝妈： 我在孕期查出了胃食管反流，真是很难受。医生了解了我的情况后说，可能主要是因为平时吃饭太快，爱吃辣的。这种饮食习惯，到了孕期以后，体内激素变化，就容易引发疾病。现在想想如果孕期注意饮食就好了，不免因此遗憾。

 细嚼慢咽、少食多餐
不留遗憾

马大夫： 吃饭太快，食物没有充分咀嚼会加重胃肠负担，容易引发胃平滑肌痉挛从而发生胃食管反流。经常吃得太饱、经常吃辛辣、刺激性食物和高脂肪食物，以及吃完就睡等不良习惯都可能是诱因。要规避这些不良习惯，多吃蔬菜、水果及含丰富膳食纤维的食物，少吃油炸、太甜、太酸的食物和辛辣刺激食物，少量多餐、细嚼慢咽、多喝温水，每天适当运动。

妊娠期高血压疾病筛查

怀孕 20 周（尤其是怀孕 32 周）以后，是妊娠高血压的高发期。以往所说的妊娠中毒症，发生率约占所有孕妈妈的 5%，也在这一时间高发，表现为高血压、蛋白尿、水肿等。

妊娠期高血压对孕妈妈的影响	妊娠期高血压对胎儿的影响
严重的妊娠期高血压容易造成胎盘早期剥离、子痫、凝血功能障碍、脑出血、心力衰竭、肾衰竭以及产后血液循环障碍等	容易出现早产、胎儿宫内窘迫、胎儿宫内生长受限等，以及新生儿窒息和其他新生儿疾病

水肿检查预防妊娠高血压

医生用手指按压孕妈妈的腿部，若指压时出现明显凹陷，恢复缓慢，就表示有水肿情况。休息一会儿之后，水肿并未消退，孕妈妈就需高度警惕妊娠期高血压疾病的出现。遇到水肿严重的时候，医生会通过 24 小时尿蛋白定量、血常规、血沉、血浆白蛋白、血尿素氮、肌酐、肝功能、眼底检查、肾脏 B 超检查、心电图、心功能测定等检查确定孕妈妈的身体状况。具体需要做哪项检查，医生会根据孕妈妈的身体情况来选择，孕妈妈不用过多担心。

预防和减轻水肿的方法

充足的休息以及适当的饮食调养能够帮助孕妈妈预防和减轻妊娠水肿。孕妈妈应该适量吃些西瓜、茄子、芹菜等利尿消肿的食物，不吃难消化、易胀气的食物。孕妈妈平时可穿着弹性袜，也可穿宽松的拖鞋，睡觉时将双脚抬高，并以左侧位睡觉来预防水肿。上班族孕妈妈可将脚放在搁脚凳上，这样可缓解足部压力，也能预防并减轻水肿。

Elecsys® sFlt-1/PlGF 双联定量检测可准确预测先兆子痫

子痫前期是严重的妊娠期高血压疾病，对孕妈妈的影响包括出血、血栓栓塞、失明、抽搐、肝功能衰竭、肺水肿等，远期的影响包括心脑血管疾病，死亡。对胎儿的影响包括早产、出生体重偏低（低体重儿）、生长迟缓、肾脏损伤、肾衰竭、胎死宫内。

子痫前期的发生与可溶性 fms 样酪氨酸激酶 -1（sFlt-1）异常升高和胎盘生长

因子（PlGF）异常降低有关。通过 sFlt-1/PlGF 比值，可以预测子痫前期高危人群（早发型或晚发型），以利于临床早期干预，严密监控，尽可能避免不良妊娠结果。Elecsys® sFlt-1/PlGF 短期预测，诊断子痫前期的参考值如下表所示。

早发型子痫前期【孕周：（20周+0天）~（33周+6天）】

sFlt-1/PlGF 比值	临床意义	性能参数
≥ 85	存在子痫前期	特异性 99.5%，敏感性 88.0%
38 ≤ sFlt-1/PlGF < 85	孕妈妈在检测后的 4 周内会发生子痫前期	特异性 83.1%
< 38	孕妈妈在检测后的 1 周内不会发生子痫前期	NPV 99.1%

晚发型子痫前期（孕周：34周~分娩）

sFlt-1/PlGF 比值	临床意义	性能参数
≥ 110	存在子痫前期	特异性 99.5%，敏感性 58.2%
38 ≤ sFlt-1/PlGF < 110	孕妈妈在检测后的 4 周内会发生子痫前期	特异性 83.1%
< 38	孕妈妈在检测后的 1 周内不会发生子痫前期	NPV 99.1%

注：Elecsys，罗氏诊断，一种诊断方法。NPV，阴性预测值（Negative predictive value）。

预防先兆子痫要注意饮食和孕期保健

营养合理

孕妈妈饮食宜清淡、忌高盐，多吃蛋白质含量高，脂肪含量低，且能益气补肾、利尿的食物，如鲫鱼、甲鱼、鲤鱼、黄瓜、红豆、冬瓜等

劳逸结合

孕妈妈要保证充足的睡眠、保持稳定情绪，不可因工作或者家务而过度劳累。每天还要适量运动，每天保证有 30 分钟左右的散步时间。睡觉时宜采用左侧位，这样对肾、子宫血液循环有利

注重孕期保健

孕妈妈要定期做产前检查，孕妈妈存在以下情况，需要格外注意孕期保健。① 直系家属中有子痫。② 孕妈妈属于高龄产妇。③ 孕妈妈患有心血管病、肾病、自身免疫病。④ 羊水过多，双胎或多胎。⑤ 曾患妊娠期高血压

需要特别关注的孕期保健重点

 没能及时纠正胎位
好遗憾呀

宝妈： 27周产检的时候，医生告知我胎位不正，可以先观察下，等到30周左右建议做一些适当运动，按摩纠正一下。我也没太在意，最后也没能纠正过来，生的时候有点困难。

 孕30~32周纠正胎位不正
不留遗憾

马大夫： 孕8月（孕32周）以后，胎儿的增长速度加快，在子宫内的活动空间越来越小，这时候胎位相对固定，且胎儿自行纠正的机会变小。胎位不正会直接影响正常分娩，所以孕妈妈要及时纠正。孕妈妈可通过适当运动、按摩等方法来纠正胎位不正，同时也不排除胎儿通过不断的旋转自己纠正过来的情况。

 差点信偏方去胎毒
好遗憾呀

宝妈： 家里长辈给我找了一些偏方，说要去胎毒。还说去了胎毒，孩子出生后不长疹子、不黄疸，我不确定靠不靠谱就没有喝。我的宝宝出生后确实长过湿疹，长辈们埋怨我是因为没有去胎毒，我对此深感遗憾。

 偏方去胎毒不可信
不留遗憾

马大夫： 胎毒从中医上讲是内热，西医上没有胎毒的概念，但西医讲究如果孕期吃得太油腻、辛辣、燥热，是对胎儿不利的。建议整个孕期都饮食清淡，均衡摄入各种营养，不要擅自试用偏方。现代医学证明，宝宝长湿疹与食物过敏相关。

胎位直接关系分娩方式

是否能够顺产需考虑四个主要因素：产力、产道、胎位、孕妈妈的精神因素。其中，胎位直接关系到孕妈妈的分娩方式。胎儿的最大部分是胎头。正常发育的胎儿，如果胎头位置正常，在产力的推动下，通常可顺利通过产道分娩。

正胎位标准

处在羊水中的胎儿，受浮力影响，加上头部较大，孕晚期时会出现头下臀上的姿势。正常的胎位为头下臀上、胎头俯屈、枕骨在前，这样的姿势可使枕部最先伸入骨盆，使得分娩比较顺利，即"趴着生"。

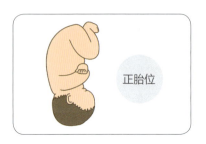

正胎位

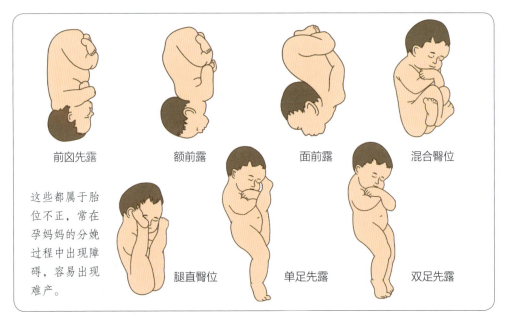

前囟先露　额前露　面前露　混合臀位

腿直臀位　单足先露　双足先露

这些都属于胎位不正，常在孕妈妈的分娩过程中出现障碍，容易出现难产。

纠正胎位不正的最佳时间

胎位不正与妊娠周数有很大的关系，纠正胎位不正的最佳时间可参考周数。

孕 30 周之前	孕 30~32 周	孕 32 周以后
只需加强观察，这个时期，胎儿个体小，子宫内空间较大，胎位不固定	孕妈妈纠正胎位的最佳时间	胎位基本固定

科学孕动，养出棒宝宝

孕妈妈排空膀胱，松解裤带，保持胸膝卧位的姿势，每日2~3次，每次15~20分钟，连做1周。这种姿势可使胎臀退出骨盆，借助胎宝宝重心改变自然完成头先露的转位，成功率70%以上。做此运动的前提是没有脐带绕颈，并且羊水量正常。

纠正胎位不正：胸膝卧式

两膝着地，胸部轻轻贴在地上，尽量抬高臀部，双手伸直或叠放于脸下。睡前做15分钟左右。

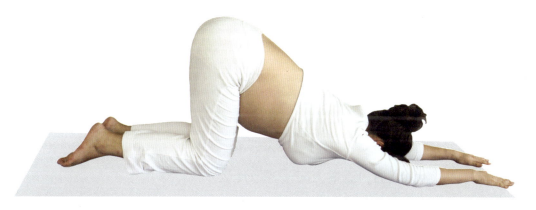

纠正胎位不正：侧卧位

横位或枕后位可采取此法。孕妈妈在睡觉的时候采取让胎宝宝背部朝上的姿势，通过重力使胎位得以纠正。或者之前习惯左侧卧的孕妈妈现在改为右侧卧，而原本习惯右侧卧者现在改为左侧卧。

具体做法是，侧卧，上面的脚向后，膝盖微微弯曲。

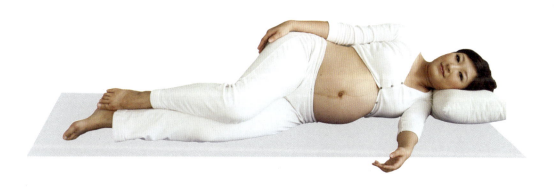

来自天南海北的孕期问题大汇集

1 孕期可以使用腹带吗？

马大夫答： 孕妈妈可在医生的建议下决定是否需要使用腹带。腹带有松紧之分，腹带过松无法起到托腹效果，而过紧对胎儿发育不利。存在以下情况的孕妈妈需要使用腹带：①腹壁发木、颜色发紫。②胎儿过大。③双胞胎或多胞胎。④悬垂腹，严重压迫耻骨。⑤有严重的腰背疼痛。⑥用来纠正胎位不正。⑦腹壁肌肉松弛的经产妇。这些孕妈妈，要在医生指导下使用腹带。

2 孕期牙龈出血，饮食上应该注意什么？

马大夫： 如果牙龈总是出血，要去医院查一下血常规和凝血四项，指标显示一切正常，就没必要担心，这只是妊娠期牙龈炎。但一定要特别注意口腔卫生，多吃新鲜蔬菜水果，多喝牛奶补钙。牙龈出血严重时，要适量补铁预防贫血，以免对胎儿产生影响。此外，不要吃太硬的食物，尽量煲点粥和汤喝。

3 胎儿宫内生长受限怎么办？

马大夫答： 胎儿宫内生长受限，是指孕晚期，孕妈妈连续2周以上无体重增加或者经B超检查发现胎儿发育情况与孕周不符的现象。造成胎儿宫内生长受限的原因很多，如孕妈妈营养不良、孕妈妈患有某种疾病、胎盘因素、胎儿染色体异常或胎儿畸形等，需要在医生帮助下针对不同的情况采取相应措施。

怀孕篇

Part 10

孕9月 准备待产包，做好分娩准备

胎宝宝成长记录

1. 听力已充分发育，还能够表现出喜欢或厌烦的表情。
2. 身体呈圆形，四肢皮下脂肪较为丰富。
3. 皮肤的皱纹相对减少，呈淡红色，指甲长到指尖部位。
4. 男宝宝的睾丸已经降至阴囊中，女宝宝的大阴唇已隆起，左右紧贴在一起，性器官、内脏已发育齐全。
5. 胎宝宝的呼吸系统、消化系统已近成熟，两个肾脏已发育完全。

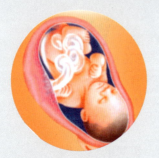

第 33 周
骨骼变硬了，皮肤红润了

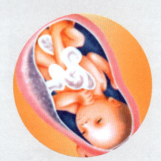

第 34 周
建立白天睁眼、晚上闭眼的习惯

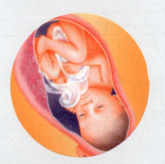

第 35 周
指甲生长接近指尖部位

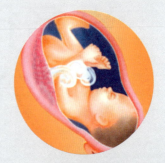

第 36 周
覆盖全身的绒毛和胎脂开始脱落

孕妈妈身体状态

1. 感到尿意频繁，骨盆和耻骨联合处有酸痛不适感，腰痛加重，有些孕妈妈还会感到手指和脚趾的关节胀痛。
2. 体重的增长达到高峰。
3. 如果胎宝宝较小，医生会建议增加营养；如果宝宝已经很大，医生可能会建议适当控制饮食，避免给分娩造成困难。

胎宝宝所需的重点营养

重点营养	胎宝宝的情况	食物来源
不饱和脂肪酸	胎宝宝的皮下脂肪堆聚,需要更多的脂肪供给,加上大脑发育也需要脂肪	各种植物油以及核桃、花生等坚果
钙、维生素D	胎宝宝的骨骼继续发育,需要大量钙和维生素D	**钙**:奶及奶制品,大豆及其制品,以及虾皮、芝麻酱等 **维生素D**:肉、蛋、深海鱼等

孕妈妈所需的重点营养

重点营养	胎宝宝的情况	食物来源
锌	孕妈妈体内缺锌会增加分娩的难度,胎宝宝的发育也需要锌	海鱼、紫菜、牡蛎、蛤蜊、牛肉、花生、核桃等
膳食纤维	逐渐增大的子宫会压迫孕妈妈的肠胃,容易引发便秘,多摄入膳食纤维可防便秘	燕麦、荞麦、玉米、芹菜、菜花、菠菜、韭菜、苹果等

可能需要的补充剂

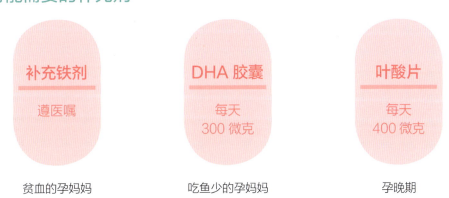

补充铁剂	DHA 胶囊	叶酸片
遵医嘱	每天 300 微克	每天 400 微克
贫血的孕妈妈	吃鱼少的孕妈妈	孕晚期

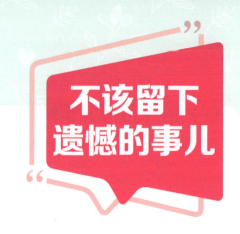

孕晚期饮食要注意 减轻胃部不适

好遗憾呀 孕晚期吃点就饱,又担心营养不够

宝妈: 我在孕晚期的时候,吃点就饱,还总是胃里灼热难受。都说孕晚期是宝宝加速生长期,真怕营养不够,当时真是吃了难受,不吃还纠结。

不留遗憾 增加餐次,少吃多餐

马大夫: 孕晚期的时候胎儿进一步增大,子宫也增大,胃部受到挤压,这时总是吃点就饱。最好的补充营养办法就是少食多餐,一次少吃点,一天多吃几餐,这样既有利于营养的摄入,又能减轻胃部压力。

好遗憾呀 孕晚期饮食没加控制,生产过程中阴道撕裂

宝妈: 我怀孕的时候,前期体重增长都挺正常的,到了孕晚期的时候体重长得特别快,最后顺产的时候因为孩子太大而阴道撕裂了。

不留遗憾 适当限制碳水化合物和脂肪

马大夫: 孕晚期是胎儿储备营养的阶段,也是一不小心就长得过大的阶段。胎儿长得过大,会给分娩带来困难。要想避免胎儿出生体重过高,减少分娩时的危险,饮食上就要控制高碳水化合物、高脂肪食物的进食量。

孕晚期饭量减小，选营养密度高的食物

孕晚期是孕妈妈体重增加比较快的阶段，要注意控制总热量，在补充营养的同时，减少高热量、高脂肪、高糖食物的摄入，以保证孕妈妈和胎儿体重匀速增长，避免出现巨大儿。

营养密度是指单位热量的食物所含某种营养素的浓度，也就是说一口咬下去，能获得更多有益成分的，就是营养密度高的食物；相反，一口咬下去，吃到的是较高的热量、较多的油脂，就是营养密度低的食物。

营养密度低的食物

往往会引起肥胖、"三高"、癌症等慢性病

高糖、高添加剂食物：方便面、起酥面包、蛋黄派、油条等

高盐食物：咸菜、榨菜等

高脂肪食物：肥肉、猪皮、猪油、奶油、棕榈油、鱼子等，以及炸鸡翅等油炸食物

饮料：碳酸饮料

营养密度高的食物

增强人抵御疾病的能力

- 新鲜蔬菜
- 新鲜水果
- 粗粮杂豆
- 鱼虾类食物
- 畜瘦肉、去皮禽肉
- 奶及奶制品、大豆及其制品

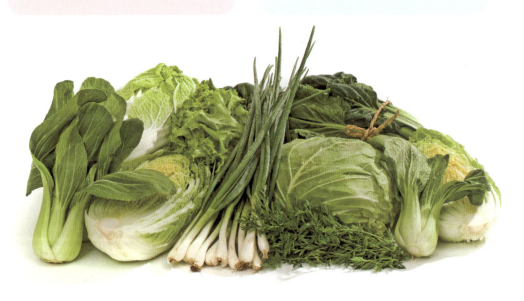

选容易消化的食物，烹调要清淡少盐

到了孕晚期，子宫加大会压迫肠胃，孕妈妈的消化能力有所减弱，此时要选择容易消化的食物，比如豆腐、鸡蛋、蔬菜等，也要选择容易消化的烹调方式，比如蒸、煮、炖，以减轻胃部负担。饮食太咸，容易加重水肿，还会给肾脏造成负担，要尽量避免。孕期饮食清淡，对宝宝出生后的口感也有正面影响。

锌、碘、膳食纤维要适量补

孕晚期要特别关注锌、碘、钙、铁等营养素的供给，做到不过量、不缺乏，促进胎儿的智力发育、体格发育，为出生做好准备。畜禽瘦肉、蛋类、坚果、海产品等要均衡摄入。孕晚期肠道功能减弱，孕妈妈都容易便秘，要增加富含膳食纤维食物的摄入，尤其是蔬菜和水果，比如芹菜、油菜、白菜、空心菜、菠菜、莴笋、苹果、橙子等。

肉类选择脂肪含量低的部位以免热量过多

孕晚期是胎儿的最后冲刺阶段，同时也要保证分娩顺利进行，都需要充足的蛋白质供给。肉类是蛋白质的主要来源，此时要特别注意选择热量少的部分，比如猪肉中的里脊、腿肉等热量低，鸡身上的去皮鸡胸肉热量低，而鸡翅热量最高。同时也要选择低热量的烹调方法，比如肉类烹调前先焯水去油脂。在控制体重的同时，也要保证营养的均衡摄取，可以调整饮食，将食物的分量改小一点，种类多一点，这样摄取多种营养素的可能就更大。晚上八点以后就不要再进食了，既减少胃部负担，又能避免体重过分增长。

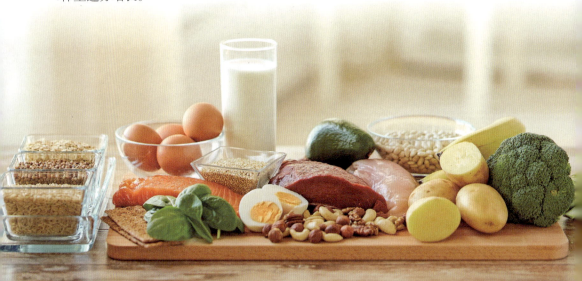

孕9月优选食物

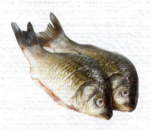

鲫鱼
富含优质蛋白质和不饱和脂肪酸,容易消化吸收,具有较强的滋补作用,适合孕晚期食用。

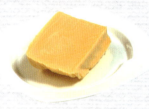

奶酪
富含钙,能为胎儿的骨骼和牙齿增加营养,还能缓解孕妈妈因缺钙引起的腿抽筋等症状。

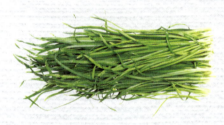

韭菜
含有大量维生素和膳食纤维,能增进食欲,促进消化,还能预防孕妈妈血脂异常和便秘。

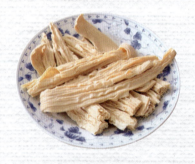

腐竹
富含蛋白质、钙,能补钙,促进胎儿骨骼和大脑发育。

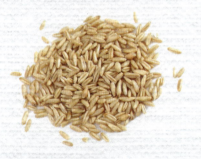

燕麦
富含多种氨基酸、膳食纤维,可以防止孕期便秘,还能预防体重增长过快。

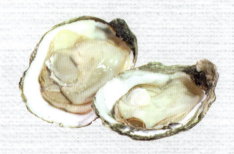

牡蛎
富含锌、钙等营养元素,能增强子宫有关酶的活性,有利于胎儿顺利娩出。

牡蛎萝卜丝汤

材料 白萝卜200克，牡蛎肉50克。
调料 葱丝、姜丝各10克，盐2克，香油少许。

做法

1. 白萝卜去根须，洗净，去皮，切丝；牡蛎肉洗净泥沙。
2. 锅置火上，加适量清水烧沸，倒入白萝卜丝煮至九成熟，放入牡蛎肉、葱丝、姜丝煮至白萝卜丝熟透，用盐调味，淋上香油即可。

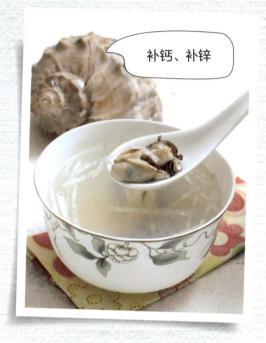

补钙、补锌

炝拌芹菜腐竹

材料 芹菜250克，腐竹50克。
调料 花椒、盐各适量。

做法

1. 腐竹泡发洗净，切菱形段，入沸水中焯30秒，捞出，凉凉；芹菜择洗干净，入沸水中焯透，捞出，凉凉，切段；取盘，放入腐竹段、芹菜段、盐拌匀。
2. 炒锅置火上，倒入适量植物油，待油烧至七成热，加花椒炒出香味，关火。
3. 将炒锅内的油连同花椒一同淋在腐竹段和芹菜段上，加盐拌匀即可。

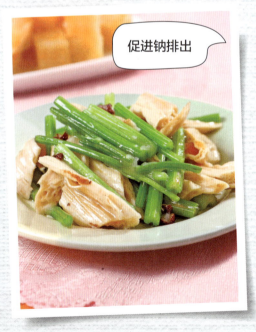

促进钠排出

这个月不能错过的孕期检查

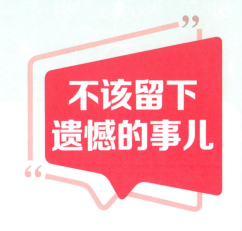

 孕晚期体重长得太快
好遗憾呀

宝妈：到了晚期食欲特别好，以为马上要"卸货"了，胖不到哪去，所以就没有管好嘴，想吃就吃，想吃多少吃多少，结果连续3周，每周长2斤多。我就是带着一身肥肉生产的，现在孩子快2岁了，身材跟孕前判若两人。现在想想真是遗憾不已。

 孕晚期同样要控制体重
不留遗憾

马大夫：孕妈妈不要以为进入孕晚期了，马上就生了就放松自己。这是胎儿生长发育最快的阶段，也恰恰是孕妈妈最容易体重疯长的阶段。有统计发现，大部分孕妈妈60%的多余体重就是在这个时期长的。所以越到孕晚期越要讲究饮食，保证足够的营养即可，不要增加额外的热量。

 没准备待产包就去生了
好遗憾呀

宝妈：虽然从怀孕的时候就陆陆续续的给自己和宝宝都准备了穿的、用的，但是没着急放在一起整理出待产包，结果我临产的时候，是紧急进医院的。老公和婆婆陪我去医院，让弟妹在家帮我整理，婆婆电话指挥，真是一阵"兵荒马乱"。

 最好提前准备待产包
不留遗憾

马大夫：虽然没有要求一定在什么时间准备待产包，但要在预产期之前准备好，避免突然生产时手忙脚乱。可以把孕妇用品、宝宝用品，还有门诊卡、历次产检报告单、夫妻身份证复印件、准生证复印件，以及记录宫缩时间、强度用的纸、笔、带秒表的计时器等提前装进包里，这样就能一拎即走。

B超检查评估胎儿体重

在孕33～34周，医生会建议再做一次B超检查。这次的B超检查结果主要用于评估胎儿有多大，观察羊水多少、胎盘功能以及胎儿有没有出现脐带绕颈。此外，胎位也是能否顺利分娩的重要指标。

通过B超检查估测胎儿体重通常是准确可靠的，一般预测体重与出生体重允许有500克的误差。

B超检查估计胎儿体重需要参考双顶径（BPD）等指数来进行计算［胎儿体重（克）=BPD（厘米）×900-5000］。一旦发现胎儿体重过低，孕妈妈就要注意食物多样化，相应增加营养摄入；如果发现胎儿过重，则要适当加以控制。总之，在饮食上就要全面评估，健康饮食，以免出现巨大儿，造成难产、产后出血。

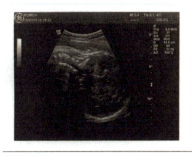 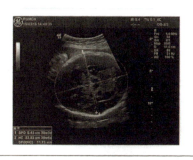

超声所见：
胎头位于耻上
双顶径9.4cm，头围33.8cm，腹围34.4cm，股骨长7.6cm
胎盘右前壁
羊水 4.1 | 1.5
      -- | --   cm
      2.8 | 1.3
胎心规律。
脐动脉S/D<3。
因孕周及体位影响，部分心脏切面、肢体、颜面部、腹壁脐带入口处显示欠清。
超声提示：
宫内晚孕，头位

3385-3554g

- 医生给胎宝宝估重为3385～3554克。这个宝宝出生时的实际体重是3570克，与评估体重相差不多，在误差范围内。

阴道拭子检查看阴道是否有细菌感染

阴道拭子检查主要是检查阴道中有无细菌感染,来决定分娩方式。如果感染严重需要相应治疗。在正常生理情况下,孕妈妈的阴道中存在乳酸杆菌,它能保持阴道处于酸性环境,抑制其他寄生菌群异常繁殖,具有自然保护功能。阴道拭子培养发现细菌或真菌感染,需要积极治疗阴道炎症。

阴道拭子检查结果分析

北京协和医院

细菌培养、药敏(阴拭子)

产科门诊　　36　妊娠状态　　女　阴拭子

经鉴定：
普通培养经鉴定无致病菌生长
No Pathogen Growth

参考范围:阴性(-)

如何预防孕期阴道炎

1 备好专用清洗盆和专用毛巾。清洗盆在使用前要洗净,毛巾使用后晒干或在通风处晾干,因毛巾日久不见阳光,容易滋生细菌和真菌

2 大便后要用手纸从前向后擦拭干净,在家可以清洗,在外可以用孕妇湿巾对私处进行清洁,预防孕期阴道炎

3 私处清洗:双手洗净,用温水从前向后清洗外阴,再洗大小阴唇,最后洗肛门周围及肛门。最好用淋浴,用温水冲洗,如果无淋浴条件,可以用盆代替,但要专盆专用。注意不要用消毒药水,以免破坏阴道正常酸碱性和菌群

4 孕妈妈宜选择纯棉、柔软、宽松的内裤,晚上睡觉可以穿四角内裤甚至不穿内裤,让阴部呼吸新鲜空气

心电图判断心脏能否承受分娩压力

35～36周是整个孕期心脏压力最大的时候,孕妈妈进入临产状态的时候心脏压力很大,所以这时候的心电图是判断心脏能否承受生产压力的主要依据。

心电图检查结果分析

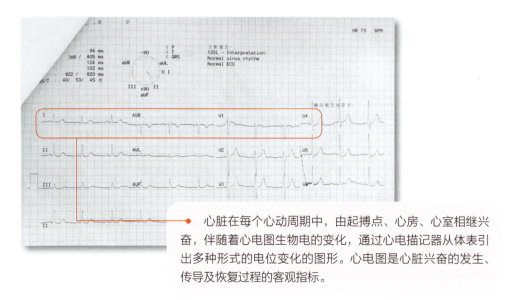

心脏在每个心动周期中,由起搏点、心房、心室相继兴奋,伴随着心电图生物电的变化,通过心电描记器从体表引出多种形式的电位变化的图形。心电图是心脏兴奋的发生、传导及恢复过程的客观指标。

做心电图需要注意什么

1. 做心电图不需要空腹,以免出现低血糖或心跳加速,从而影响心电图的结果

2. 检查前最好先休息一会儿,不要匆匆忙忙的,等自己平静下来再检查

3. 检查过程中,不要紧张,也不要说话,否则容易产生干扰,影响心电图的清晰度

4. 做心电图时,最好穿一些容易穿脱的衣服,特别是在冬季

5. 身上如果有手表、手机,最好先取下来,以免对心电图机产生干扰

6. 妊娠心脏病患者做心电图时,最好带上前一次的心电图报告,让医生作为参考

需要特别关注的孕期保健重点

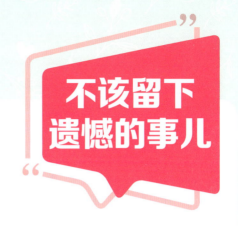

不该留下遗憾的事儿

 好遗憾呀 好担心脐带绕颈会勒坏宝宝

宝妈：我怀孕的时候，大概32周的时候查出来孩子脐带绕颈，之后我就一直非常纠结，走路也小心翼翼的，生怕造成宝宝不舒服，每天都在心里嘀咕这件事，好在35周的时候自动解开了。

 不留遗憾 发生脐带绕颈后注意胎动

马大夫：不要把脐带绕颈想得很可怕，脐带绕颈的发生原因与脐带过长、胎宝宝小、羊水过多及胎动过频有关。脐带富于弹性，因其血管呈螺旋状盘曲，故有很大的伸展性。脐带绕颈后，只要不过分拉扯脐带，不至于影响脐带的血流，多数胎儿不会表现出任何异常。但是有脐带绕颈后，要监测胎动。

 好遗憾呀 因脐带绕颈而没能顺产

宝妈：我当时就是因为孩子脐带绕颈两周而没能顺产，一直都很遗憾这件事儿。整个孕期我都在为顺产做准备，最终却没能如愿。

 不留遗憾 脐带绕颈也可以视情况选择是否顺产

马大夫：如果脐带绕颈不紧，而且绕颈之外还有足够长度的脐带游离，则不影响胎儿，顺产时产程相对顺利，胎心正常。若脐带绕颈圈数多而紧，则可致胎儿缺氧、胎心改变，严重时还可引起胎盘早期剥离，危及孕妈妈与胎儿安全，此时不宜顺产。保证胎儿的安全是最大的要务，这时候也就不必过于纠结分娩方式了。

留心脐带绕颈

胎宝宝在子宫里是不闲着的,一般从孕 17~20 周有胎动开始,他们的本领会一天天强大起来,尤其是那些活泼爱动的胎儿,到了孕中后期,转体、翻身、拳打脚踢都不在话下,可一不小心就把脐带绕在了自己的脖子上。脐带绕颈会让很多孕妈妈担心。一般 1/3 的胎宝宝出生时都会有脐带绕颈,不必过分担心,只是提醒孕妈妈注意胎动就可以了。

脐带绕颈要特别注意什么

1. 监测胎动。脐带绕颈过紧,胎儿会出现缺氧,而胎动异常是缺氧的最早期表现。孕妈妈可在家中每天进行 2 次胎动自我监测,以了解胎儿的宫内情况,发现问题及时就诊

2. 加强围产期的保健,生活规律,保证充足的休息,保持睡眠左侧卧位

3. 饮食合理,远离烟酒,避免没有熟透的、辛辣刺激性强的食物

4. 运动时动作宜适度、轻柔;运动胎教不可过于频繁,时间不宜过长,以 10~15 分钟为宜

脐带绕颈能顺产吗

脐带绕颈能否顺产一般与脐带绕颈的具体情况有关。

1. 如果脐带绕颈不紧或压迫程度较轻,不会对胎儿造成大的威胁,也无缺氧情况发生,这种情况下可选择顺产。

2. 如果脐带绕颈周数多或造成胎儿窘迫,这些情况下选择顺产有一定的危险,建议选择剖宫产。如果非要选择顺产,分娩过程中就要密切关注孕妈妈和胎儿的变化,进行全程胎心监护,及时判断胎盘功能是否良好,定期进行阴道检查,了解分娩进展情况,如果发现异常,立即进行剖宫产。

科学孕动，养出棒宝宝

孕晚期，孕妈妈动作比较笨重，应该选择一些轻松、轻柔、比较好完成的动作，保证安全。这组抱头扭动的动作，坐在椅子上就能完成，可以帮助放松肩部肌肉，改善因肚子增大、重心后移而导致的肩部僵硬、酸痛等不适。

抱头扭动，改善肩颈不适

1 孕妈妈坐在椅子上，双手手指交叉放于脑后，双臂尽量张开，背靠在椅背上，双脚分开。

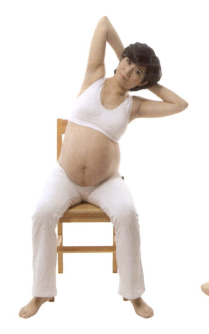

2 双手抱头向左侧弯曲，向下压左肘部3次，然后回复原状，休息2~3秒。

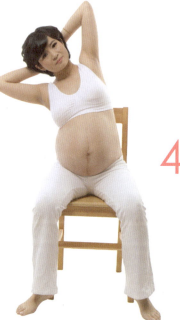

3 双手抱头向右侧弯曲，向下压右肘部3次，然后回复原状，休息2~3秒。

4 两侧交替重复上述动作5~10次即可。

来自天南海北的孕期问题大汇集

1 哪些食物能引起早产?

马大夫答:孕晚期要注意避免早产,引起早产的因素很多,但目前并没有证据证明哪些食物在正常摄入量下会造成早产。其实,即使有些食物中存在某些促进宫缩的成分,正常的摄入量下也不足以造成这种后果,要用科学的眼光来看待食物,选择多样化的饮食,保持正常的摄入量,就能保障健康。

3 遭遇早产怎么办?

马大夫答:一旦发现早产征兆,先放松心情(如深呼吸、听音乐)、卧床观察与休息(最好左侧卧)、补充水分,并打电话到医院咨询。若使用上述方法经过半个小时都无法改善的话,应立刻到附近设有"新生儿重症监护病房"的医院就诊(若早产儿出生后再转院,会错过急救黄金时间),以便及早提供最完善的检查,确定治疗方向及进行必要的处理,缓解早产的危机。若有破水现象,应立即就医。

2 得了妊娠期高血压,还能顺产吗?

马大夫答:妊娠期高血病患者,如无产科剖宫产指征,原则上考虑阴道试产。但如果不能短时间内阴道分娩,病情有可能加重,可考虑放宽剖宫产指征。

4 什么是助产导乐?她的职责是什么?

马大夫答:导乐(Doula),是指当孕妈妈分娩时,陪伴在孕妈妈身边,并在生理、心理及技术上给予指导和鼓励的人。她不是医生,也不是护士,而是陪着孕妈妈分娩的,经历过分娩过程或是接受过导乐专业知识培训的人。导乐在整个分娩过程中都会陪伴在孕妈妈身边,并根据自己的经验和医学知识提供有效的方法和建议,能平稳孕妈妈的情绪,缩短产程。孕妈妈可以事先与医生沟通,不同的医院对导乐的安排可能不同,孕妈妈如有意愿,医生一般都会进行安排。

怀孕篇

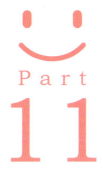

Part 11

孕10月
有条不紊，
等待宝宝的诞生

胎宝宝成长记录

1. 感觉器官和神经系统可对母体内外的各种刺激做出反应，能敏锐地感知母亲的思考，并感知母亲的情绪以及对自己的态度。
2. 手脚的肌肉继续发育，骨骼已变硬。
3. 头发已有3~4厘米长了。
4. 身体各部分器官已发育完成，其中肺部是最后一个成熟的器官，在宝宝出生后几小时内它才能建立起正常的呼吸模式。

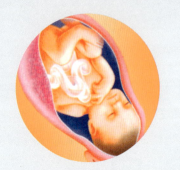

第37周
本周末，宝宝出生就算足月儿了

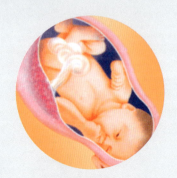

第38周
剧烈胎动少了

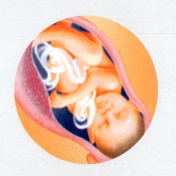

第39周
皮肤变得光滑了

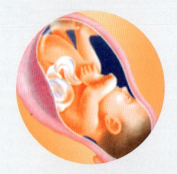

第40周
做好出生准备

孕妈妈身体状态

1. 感到下腹坠胀，这是因为胎儿在孕妈妈肚子里位置下降了，不过呼吸困难和胃部不适的症状开始缓解了，只是随着体重的增加，行动越来越不方便。
2. 很紧张，有些孕妈妈还会心情烦躁焦急，这也是正常现象。

胎宝宝所需的重点营养

重点营养	胎妈妈的情况	食物来源
蛋白质	胎宝宝的身体发育需要多种氨基酸	畜禽瘦肉、蛋、鱼类、大豆及其制品
脂肪	开始储存皮下脂肪	植物油、坚果等

孕妈妈所需的重点营养

重点营养	胎妈妈的情况	食物来源
铁	分娩会失血,要及时补充	猪瘦肉、牛瘦肉、猪肝、猪血、木耳、菠菜、黑芝麻等
维生素C、维生素E	可以防止生产过程中的出血,也可以避免新生儿出血性疾病的发生	菜花、西蓝花、香菜、莴笋、小麦、玉米、燕麦、土豆、青豆、豇豆等
维生素B_1	补充体力,促进分娩	小米、燕麦、花生、猪肉、牛奶等

可能需要的补充剂

补充钙剂
遵医嘱 —— 缺钙的孕妈妈

补充铁剂
遵医嘱服用 —— 贫血的孕妈妈

叶酸片
每天 400 微克 —— 孕晚期

DHA 胶囊
每天 300 微克 —— 吃鱼少的孕妈妈

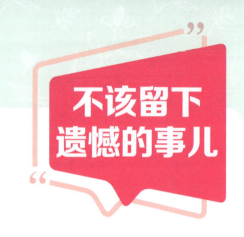

促进顺利分娩这样吃

临产前吃了高纤维食物

好遗憾呀

宝妈：我生之前那两餐并没有特别注意。我记得吃了韭菜炒香干，结果在生的过程中竟然有便便排出来，真是很尴尬，不过也管不了那么多了。现在想想都觉得羞羞的。

临产前最好不吃易产气食物

不留遗憾

马大夫：分娩之前，孕妈妈最好不要吃富含膳食纤维的蔬菜和水果，燕麦、芹菜、菠菜、韭菜等都富含膳食纤维，否则会促进肠道蠕动，等需要用力屏气的时候可能会排出粪便。不过也不用为此纠结，产房的护士们会帮助清理。

不知道宫缩间歇应该吃什么

好遗憾呀

宝妈：我临生产的时候，没有做好相关的准备，更不了解宫缩的不同阶段该吃什么。从阵痛开始就没什么食欲了，家里人也不知道该给我准备点什么食物。印象最深的进产房前，家里人给我买来了清炒芥蓝和豆沙包。现在想想我应该事先多问问，做好准备。哎，真遗憾。

进入产房后要及时补充体力

不留遗憾

马大夫：分娩是非常耗费体力的事，一般来说第一产程时间比较长，产妇可以吃一些半流质或软烂食物；第二产程，疼痛加剧，消耗增加，可在宫缩间歇时喝点藕粉、红糖水，也可以吃点巧克力补充体力。如有特殊需要，医生会根据情况输液补营养。

补充富含维生素 K 的食物，有助于减少生产时出血

维生素 K 是脂溶性维生素，其主要作用是参与凝血因子的形成，有凝血和防止出血的作用，还参与胎儿骨骼和肾脏组织的形成。孕妈妈如果体内缺乏维生素 K，会导致血液中凝血酶减少，容易引起凝血障碍，发生出血症。因此孕晚期要重点补充维生素 K，以避免生产时大出血。含维生素 K 丰富的食物有菜花、菠菜、莴笋、动物肝脏等。

补充维生素 C 降低分娩危险

维生素 C 有助于羊膜功能的稳定，在怀孕前和怀孕期间未能得到足够维生素 C 补充的孕妈妈容易发生羊膜早破。因此，孕妈妈在妊娠期间补充充足的维素 C，可以降低分娩风险。在怀孕期间，由于为胎儿发育提供了不少营养，所以孕妈妈体内的维生素 C 及血浆中的很多营养物质都会下降，应当多吃一些富含维生素 C 的水果和蔬菜，如猕猴桃、橙子和西蓝花等。

增加维生素 B_{12} 和叶酸，预防新生儿贫血

维生素 B_{12} 参与血红蛋白、核酸和蛋白质的合成，叶酸对于预防出生缺陷有重要意义。体内一旦缺乏这两种物质，孕妈妈容易罹患巨幼红细胞性贫血，新生儿也可能贫血。维生素 B_{12} 主要来自于动物性食物，如肝脏、瘦肉、蛋类、鱼虾等。叶酸则主要来自于新鲜水果和绿叶蔬菜中。

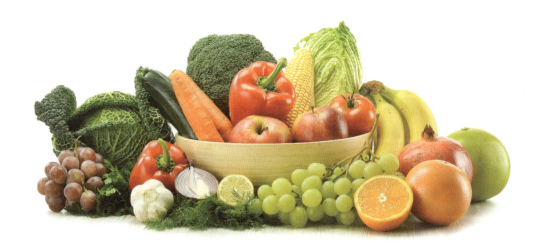

临产前的饮食

顺产前的饮食

少食多餐

一般从规律性宫缩开始,初产妇需10~12小时,经产妇需6~8小时才能完成分娩,这期间会消耗大量的体能。孕妈妈需要持续不断地补充热量才有足够的体力。这时可以少食多餐,一天安排4~5餐,可以勤吃,但不要吃得过饱,否则容易引起腹胀、消化不良,影响生产

如果实在吃不下要告诉医生

个别孕妈妈在分娩时会非常没食欲,什么也吃不下。这种情况一定要告诉医生,医生会根据孕妈妈的情况输葡萄糖、生理盐水等,以补充营养,提供热量。如果不及时补充热量,产妇就会体力不足,导致分娩困难,延长分娩时间,甚至出现难产

分娩过程中要补充能提高产力的食物

分娩是非常消耗体力的,但是产妇胃肠分泌消化液的能力降低,蠕动功能减弱,要选择清淡、容易消化、高糖分或高淀粉的饮食为好,比如烂面条、牛奶、蛋糕、面包等都可以,不建议吃不易消化的高脂肪、高蛋白食物。分娩时,孕妈妈还可以吃巧克力,每100克巧克力含碳水化合物55~66克,能够迅速被人体吸收利用,增加体能

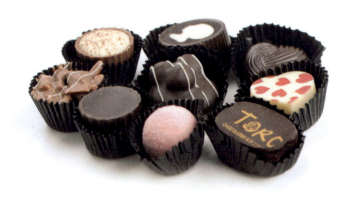

剖宫产前的饮食

手术前 12 小时禁食

一般情况下，剖宫产手术前 12 小时内孕妈妈不要再进食了。如果进食的话，一方面容易引起产妇肠道充盈、胀气，影响整个手术的进程，还有可能会误伤肠道；另一方面产妇剖宫产后，失血比自然分娩要多，身体会很虚弱，发生感染的机会就更大。有些产妇还会因此出现肠道胀气等不适感，延长排气时间，对产后身体恢复不利

手术前 6 小时不能喝水

手术前 6 小时不能喝水，因为手术前需要麻醉，麻醉药对消化系统有影响，可能会引起孕妈妈恶心、呕吐。禁水可以减少这些反应，避免呕吐物进入气管引发危险

禁食前的饮食宜清淡

手术前的饮食以清淡为宜，辣椒、姜、蒜等辛辣刺激性食物会增加伤口分泌物，影响伤口愈合，而肥腻食物同样不利于术后恢复。因此，手术前适宜吃一些清淡的粥、小菜等

剖宫产前不宜滥服滋补品

很多人认为剖宫产出血较多，在进行剖宫产手术前吃一些西洋参、人参等补品增强体力。其实这非常不科学，参类补品中含有人参皂苷，有强心、兴奋的作用，食用后会使孕妈妈大脑兴奋，影响手术的顺利进行。此外，食用人参后，容易使伤口渗血时间延长，对伤口的恢复也不利

少吃易产气的食物

准备剖宫产的孕妈妈尽量少吃产气的食物，如黄豆、豆浆、红薯等。因为这些食物会在肠道内发酵，产生大量气体导致腹胀，不利于手术的进行。可以适当吃馄饨、肉丝面、鱼等，但不能多吃

孕10月优选食物

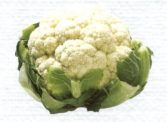

菜花
富含膳食纤维、胡萝卜素、维生素K和钙、磷等矿物质。其中，维生素K有止血功效，适合孕妈妈产前食用。

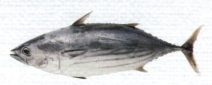

金枪鱼
属于低脂肪、高蛋白质鱼类，还富含珍贵的DHA，钙、磷等成分也含量较高，能促进胎儿大脑发育，还有助于强健骨骼。

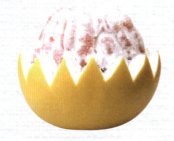

柚子
富含天然叶酸、维生素C，能提高孕妈妈的免疫力，还能帮助身体吸收钙、铁等营养素。

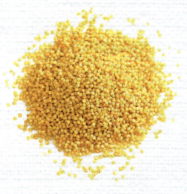

小米
富含维生素B_1、氨基酸和碳水化合物，可以为孕妈妈补充体力，促进分娩。

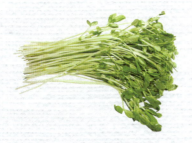

豌豆苗
富含维生素B_1、维生素C，能促进肠胃蠕动，使孕妈妈维持良好食欲。

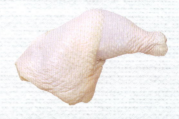

鸡肉
富含优质蛋白质和不饱和脂肪酸，可以增强体力，又容易消化吸收。

鸡肉虾仁馄饨

材料 馄饨皮250克，鸡胸肉150克，虾仁50克。

调料 香菜末、榨菜末、葱末、姜末各10克，生抽5克，香油适量，盐少许。

做法

1. 鸡胸肉洗净，剁成泥；虾仁洗净，切丁；鸡肉泥中加虾仁丁、盐、葱末、姜末、生抽、香油调匀，制成馅料。
2. 取馄饨皮，包入馅料，制成鸡肉虾仁馄饨生坯。
3. 锅中加清水烧开，下入馄饨生坯煮熟，加香菜末、榨菜末、剩余香油调味即可。

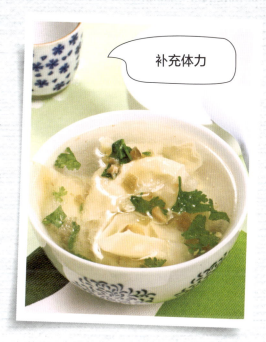

补充体力

海带炖豆腐

材料 豆腐300克，干海带100克。

调料 葱花、姜末各5克，盐2克。

做法

1. 将海带用温水泡发，洗净，切成块；豆腐先切成大块，放入沸水中煮一下，捞出凉凉，然后切成小方块备用。
2. 锅内倒入适量油，待油烧热时，放入姜末、葱花煸香，然后放入豆腐块、海带块，加入适量清水大火煮沸，改用小火炖，一直到海带、豆腐入味，加盐调味即可。

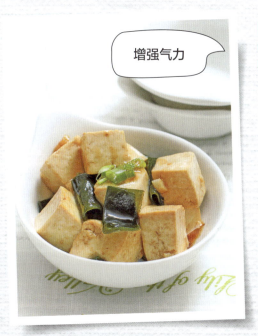

增强气力

这个月不能错过的孕期检查

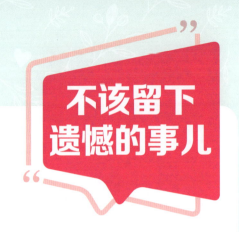

 临产前白跑了好几趟医院

好遗憾呀

宝妈：我是临近预产期的时候，肚子刚有一点疼，家里人就带着我去医院。前后去了两次，医生说还早着呢，让回家继续监测。断断续续大概疼了两天，第三天开始每五六分钟疼一次，去医院就直接办理了住院手续，顺利生了。

 先监测宫缩间隔

不留遗憾

马大夫：临近分娩，子宫会开始收缩，把胎儿往产道方向挤压，这样孕妈妈就会感觉到阵痛。如果孕妈妈感觉到阵痛，可以先监测一下宫缩的间隔时间。如果没有规律或是有规律但间隔很长，那么离分娩还有一段时间，可以在家休息，但不用一直卧床，建议适当下床走动，等阵痛达到5~10分钟一次的时候再入院待产。

 骨盆小没能顺产

好遗憾呀

宝妈：别看我属于个子娇小型，但是我孕前就有运动习惯，还喜欢徒步、登山。整个孕期我的身体状态都特别好，所以我一直都坚信自己顺产肯定没问题，结果测量骨盆的时候不适合顺产，最后按照医生建议剖宫产，有点遗憾。

 母子平安最重要

不留遗憾

马大夫：骨盆测量是决定分娩方式的重要指标，因为产道的顺畅与否直接关系到孕妈妈的安危，是整个分娩准备中与先天素质密切相关的内容，可以帮助孕妈妈预防因骨盆过于狭窄而引起的难产。不管顺产还是剖宫产，只要母子平安就是最好的方式，不用太纠结。

骨盆测量是决定分娩方式的重要指标

骨盆测量是为了检查骨盆的大小和形态是否正常，以预测分娩时足月胎儿能否顺利通过，它是决定分娩方式的重要指标。骨盆即骨盆径线的大小，它有一个标准范围，因为个体差异，每个人的骨盆径线有所区别，只要结果在标准范围内就行。对骨盆出口狭窄的孕妈妈，医生会在孕晚期结合B超检查结果估计胎儿大小及宫高、腹围情况，并给出顺产或剖宫产的建议。

骨盆外测量和内测量

骨盆测量分为外测量和内测量两种，主要都是测量孕妈妈骨盆入口和出口的大小。医生会先为孕妈妈进行骨盆外测量，如果骨盆外测量各径线或某径线结果异常，会在孕晚期进行骨盆内测量，并根据胎儿大小、胎位、产力等决定分娩方式。骨盆内测量是医生用食指和中指伸到孕妈妈的阴道内，触碰阴道两侧的骨性标志物。

做骨盆内测量时要放松

有些孕妈妈在做骨盆内检查时，会感觉不舒服，甚至疼痛。医生给孕妈妈做骨盆内测量时，孕妈妈要学会放松，以减轻疼痛感，因为越紧张，医生的操作就越困难，孕妈妈的痛苦就越大，测量需要的时间也越长。孕妈妈可以先做深呼吸运动，同时放松腹部肌肉，在测量时，不要大喊大叫，也不要把臀部抬得很高，以免增加测量难度。

准妈妈骨盆偏小，不一定就是剖宫产

如果孕妈妈的骨盆与胎儿头围大小相差很多，通常会被建议剖宫产，以免胎儿卡在产道内。但是，胎儿的头骨不像成人头骨紧密地连在一起，其前额和后脑处的头骨并未接合，所以会形成两处松软的地方，即囟门。囟门给予宝宝头颅重塑的空间，保证其身体最大的部分——头部可以受压变形以顺利通过产道。所以，骨盆比较小的准妈妈可以先尝试自然分娩，实在不行再选择剖宫产。

B超检查羊水情况

37周B超检查测羊水，由于胎儿与羊水有着密切的关系，能很好地反映胎宝宝的生理和病理状态。因此孕妈妈一定要做好羊水检查。

羊水过多或过少怎么办

如果出现羊水过多，就要检查胎儿有无畸形。如果排除胎儿畸形，应从孕妈妈自身找原因了。如果羊水多得不是很离谱，建议孕妈妈调整一下饮食，要清淡、健康饮食，隔一两周复查一下。有时医生会建议重复检查糖耐量，看是否有妊娠糖尿病，如果羊水特别多，通常与胎儿畸形有关，需要仔细检查胎儿的消化系统、心脏等内脏器官的情况。

孕妈妈喝水太少、血容量不足、妊娠高血压都会造成羊水少，如果胎儿生长迟缓、过期妊娠、泌尿系统异常、胎盘功能不足，也会造成羊水少。羊水过多或过少都会对胎儿生长有不好的影响。排除胎儿畸形后，需严密观察胎儿在宫内的情况及羊水量的变化，并寻找和去除病因。

	羊水过多	羊水过少
AFI（羊水指数）	≥25厘米	≤5厘米
AFV（羊水深度）	≥8厘米	≤2厘米

羊水混浊怎么办

早期妊娠的羊水为无色、透明的，并且可以见到胎脂。随着胎儿器官成熟，羊水中有形成分增加，而稍有混浊。足月时羊水较混浊，可见由胎膜、体表脱落上皮细胞等形成的小片状悬浮物。如果羊水呈草绿色，说明胎儿已经排出胎粪，羊水被胎儿粪便污染了。此外，孕妈妈胆汁淤积也会使羊水混浊。

孕妈妈最担心的是腹中胎儿的安危。目前，临床上很少通过超声评估羊水情况。如果发现羊水比较混浊，并不是表明胎儿情况不好，要综合分析孕妈妈是否患病、病情是否稳定、胎心监护的情况及胎动是否正常这些因素。如果胎儿出现缺氧，会排出粪便，易引起窒息或其他病症，因此需要尽快分娩。如果孕妈妈尚未临产或者宫缩无力，医生会建议剖宫产。

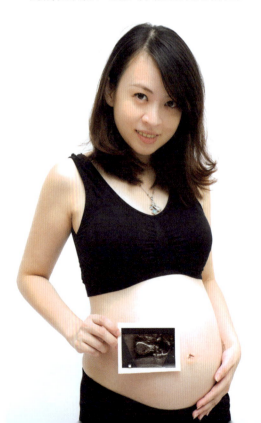

需要特别关注的孕期保健重点

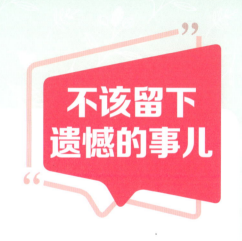

 以为吃得多才有力气生
好遗憾呀

宝妈：两年前我怀孕的时候，越临近预产期越紧张，虽然我尽量放松，但一想到生孩子的画面还是有点恐惧，胃口也变得不太好。可家里人总是各种跟我讲道理，说越是这个时候越要多吃，多吃才能有力气生。我对此纠结不已，现在想想都很烦躁，并为当时自己因此心情不好感到遗憾。

 克服紧张，恢复食欲
不留遗憾

马大夫：很多孕妈妈临近分娩会有点紧张，胃口也受影响。其实这个时候应吃一些好消化的面条、大米粥、鸡蛋羹等。但不是非要吃很多，吃得太多会加重肠胃负担。如果吃得太油腻还会不消化，最好是吃自己想吃的，少吃一点，多吃几次，不要勉强进食。但也要尽量调整心情、克服恐惧。

 临近预产期，又焦虑又担心
好遗憾呀

宝妈：我快生的时候，每天都很紧张，洗澡都担心会不会突然要生了，外出散步的时候也是，晚上睡觉也总是担心万一夜里突然肚子疼了怎么办。我尽量让自己放松，但其实很难做到。

 缓解产前焦虑很重要
不留遗憾

马大夫：临近分娩，孕妈妈很容易紧张焦虑。让自己了解分娩的全过程及可能出现的情况，了解分娩时该怎样配合医生，提前进行分娩前的训练，对减轻孕妈妈的心理压力会有很大好处。临近生产的时候，孕妈妈一定要有家人，最好是丈夫的陪同。家人可以给予信心、安慰和安全感，有利于缓解焦虑。

了解临产征兆，从容应对

见红，更接近分娩

在分娩前 24~48 个小时内，因宫颈内口扩张导致附近的胎膜与该处的子宫壁分离，毛细血管破裂经阴道排出少量血液，与宫颈管内的黏液相混排出，俗称见红，是分娩即将开始的比较可靠的特征。

如果只是淡淡的血丝，可以不必着急去医院，留在家里继续观察，别做剧烈运动。如果出血量达到或超过月经量，颜色较深，并伴有腹痛，就要立即去医院。

有规律的子宫收缩就是宫缩，这是临产的最有力证据。一般来说，见红后 24 小时内会出现宫缩，进入分娩阶段。

阵痛，分娩最开始的征兆

宫缩也就是阵痛，只有宫缩规律的时候才是进入产程的开始。如果肚子一阵阵发硬、发紧，疼痛无规律，这是胎儿向骨盆方向下降所致，属于前期宫缩，可能 1 小时疼一次，持续几秒转瞬即逝。当宫缩开始有规律，一般初产妇每 10~15 分钟宫缩一次，经产妇每 15~20 分钟宫缩一次，并且宫缩程度一阵比一阵强，每次持续时间延长，就表示很快进入产程了。

破水，真的要分娩了

破水就是包裹胎宝宝的胎膜破裂了，羊水流了出来。破水一般在子宫口打开到胎头能出来时出现。有的人在生产的时候才破水，有的人破水成为临产的第一个先兆。一旦破水，保持平躺，无论有无宫缩或见红，必须立即去医院。

破水后如何处理

1. 破水后，不管在何时何地，应立即平躺，并垫高臀部，不能再做任何活动，防止脐带脱垂，羊水流出过多。
2. 立即去医院准备待产，在去医院的路上也要适中保持平躺。
3. 如果阴道排出棕色或绿色柏油样物质，表示胎儿宫内窘迫，需要立即生产。
4. 一般破水后 6~12 小时即可分娩，如果没有分娩迹象，大多会使用催产素引产，以防止细菌感染。

估算好到医院需要多长时间

这里所说的入院时间，如果距离医院比较远，那要根据路况对时间有个大致的估算，可以考虑出现征兆就入院。

科学孕动，养出棒宝宝

进入孕晚期，分娩的日子越来越近了。准爸爸陪同孕妈妈做一做双人瑜伽，更容易让孕妈妈感到轻松和愉快，还可以缓解分娩恐惧症。孕妈妈身心放松，胎儿也会感到幸福加倍。

幸福拉手操，缓解产前焦

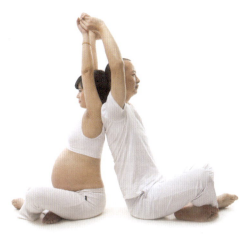

1 准爸爸和孕妈妈，背靠背，盘腿坐在垫子上，双手相握举过头顶上方。

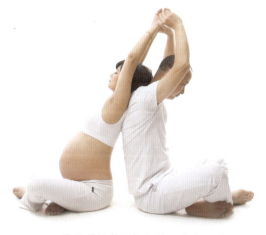

2 准爸爸拉着孕妈妈的手向自己这一方移动，直至使孕妈妈的背部完全靠在准爸爸的背上。

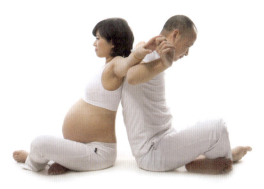

3 准爸爸带动孕妈妈的双手向下压，直至孕妈妈的双臂展成一条直线，保持姿势2~3秒，做一次深呼吸。

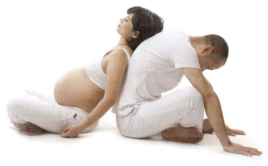

4 准爸爸继续慢慢向下压，直至双手放在垫子上，这时孕妈妈完全放松地靠在准爸爸的背上。重复动作5~10次即可。

来自天南海北的孕期问题大汇集

1 预产期都过了还不生，怎么办？

马大夫答：预产期是指孕40周，临床上在孕38~42周生产都属于正常范围，达到或超过42周为过期妊娠。如果临近预产期还没有动静，孕妈妈就要加强运动，促使胎儿入盆。如果预产期过了就要到医院就诊，医生会根据情况采用B超检查和药物催生等方法。

2 剖宫产更有利于保持身材吗？

马大夫答：有的孕妈妈以为顺产的时候骨盆完全打开，以后想恢复身材就非常困难，而剖宫产虽然挨了一刀，却不会让身材走样。其实这是不科学的。因为骨盆的张开和扩大是在孕期就发生的，并不是分娩那一刻才发生，而且相比而言，顺产恢复身材更快。

3 阵痛开始后，总有想排便的感觉，怎么办？

马大夫答：当宫口大开，马上要分娩的时候，就会有种想大便的感觉。这是胎儿在阴道里刺激直肠而产生的感觉。如果不能判断情况，每次有了便意都要告诉医生，或者在他人陪护下如厕，不要擅自去厕所，以避免危急情况发生。

4 胎宝宝偏小一周，预产期也会跟着推后吗？

马大夫答：胎宝宝偏小一周，预产期不会随着晚孕期的大小而改变，这是在早孕期决定的。偏小一周有可能是个体差异，因为足月宝宝出生体重5斤到8斤都是正常的，所以超声下观察也会有偏大偏小的区别。